三高专家进社区

糖尿病健康管理百问百答

谷君 任卫东 主编

化学工业出版社

内容简介

本书分为四篇：基础知识篇、诊断篇、治疗篇、自我管理篇。特别对糖尿病的最新诊断方法及中西医治疗、饮食调养、运动健身等进行了全面系统的介绍。该书内容丰富，方法简便易行，实用性强，是广大糖尿病患者及家属的科普用书，也可作为基层医务人员的参考用书。

图书在版编目（CIP）数据

糖尿病健康管理百问百答 / 谷君，任卫东主编．—北京：化学工业出版社，2021.10

ISBN 978-7-122-40228-8

Ⅰ.①糖… Ⅱ.①谷… ②任… Ⅲ.①糖尿病-防治 Ⅳ.①R587.1

中国版本图书馆 CIP 数据核字（2021）第 227044 号

责任编辑：李少华　　文字编辑：何　芳

责任校对：边　涛　　装帧设计：张　辉

出版发行：化学工业出版社

（北京市东城区青年湖南街 13 号　邮政编码 100011）

印　　装：三河市延风印装有限公司

850mm×1168mm　1/32　印张 8½　字数 227 千字

2022 年 1 月北京第 1 版第 1 次印刷

购书咨询：010-64518888　　售后服务：010-64518899

网　　址：http://www.cip.com.cn

凡购买本书，如有缺损质量问题，本社销售中心负责调换。

定　　价：38.00 元

编写人员

主　编　谷　君　任卫东

副主编　史　丽　邓文娟　张秋子

编　者　刘慧颖　陈雅茹

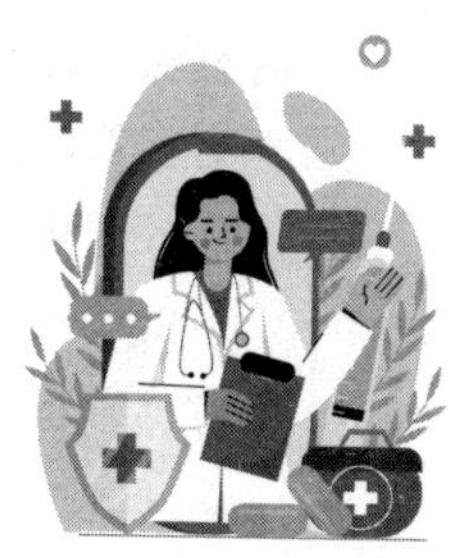

前言 FOREWORD

糖尿病是一种由遗传和环境因素相互作用所导致的内分泌代谢疾病，严重危害着人类的健康。中国2型糖尿病防治指南（2020年版）数据显示，2017年我国糖尿病患病率达11.2%。2019年已有约1.16亿糖尿病患者，糖尿病在中国成人中已成为一种流行病。据世界卫生组织披露，全球每10秒就有1人死于糖尿病，每30秒就有1人因糖尿病截肢，加之失明等并发症，糖尿病已经成为严重的公共卫生问题。

由于广大群众和糖尿病患者对糖尿病认知不全面，我国不但已有庞大的糖尿病人群，还有相当数量人未得到明确诊断。一项有全国6个地区、104家医院参加，纳入25817例2型糖尿病患者的研究结果显示，仅有5.6%的患者血糖、血压、血脂同时达标，因此，当前糖尿病的防治形势依然严峻，对糖尿病知识的普及、宣传和教育是当前面临的艰巨任务。另外，随着城市化的飞速发展，社区分化日渐完善，糖尿病等慢病分级诊疗政策落实，糖尿病的社区防治已成为重要的公共卫生问题。近年糖尿病治疗领域的新药不断涌现，糖尿病防治指南不断更新，因此针对社区医生开展糖尿病健康教育是很有意义的。

在临床工作中经常遇到糖尿病患者想了解糖尿病科普知识却不知该如何获取。为了更好地进行糖尿病知识的普及和宣教，我们把糖尿病患者经常会问到的糖尿病知识进行整理和分类编成本书，便于糖尿病患者根据问题进行查阅，力求内容深入浅出、通俗易懂，便于糖尿病患者进行自我管理。本书针对社区医生在防治糖尿病的薄弱环节进行指导，能够使社区医生尽快提高糖尿病诊治水平。

由于时间仓促，专业水平有限，书中存在的疏漏之处，敬请读者批评指正，以便再版时更正。

编者

2021 年 10 月

目录 CONTENTS

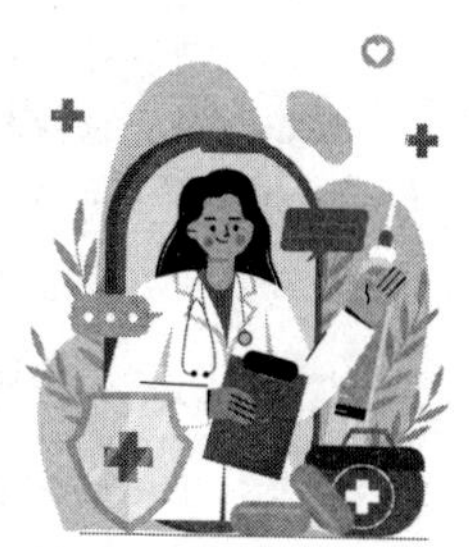

糖尿病基础知识篇

糖尿病诊断篇

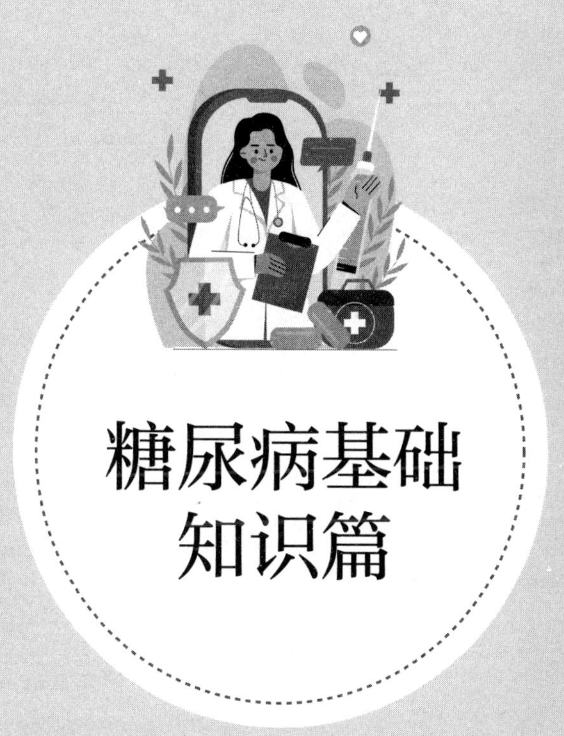

糖尿病基础知识篇

随着生活工作节奏的加快和饮食结构的改变，糖尿病发病率逐年升高，严重影响全民身体健康和生活质量，对于糖尿病患者，单靠医生治疗是远远不够的，患者需要自己学习有关糖尿病的知识，认识疾病，积极治疗，同时要学会自我管理糖尿病。糖尿病并不可怕，只要控制好，就可以享受到与正常人同样的人生，与正常人一样工作、学习、生活。

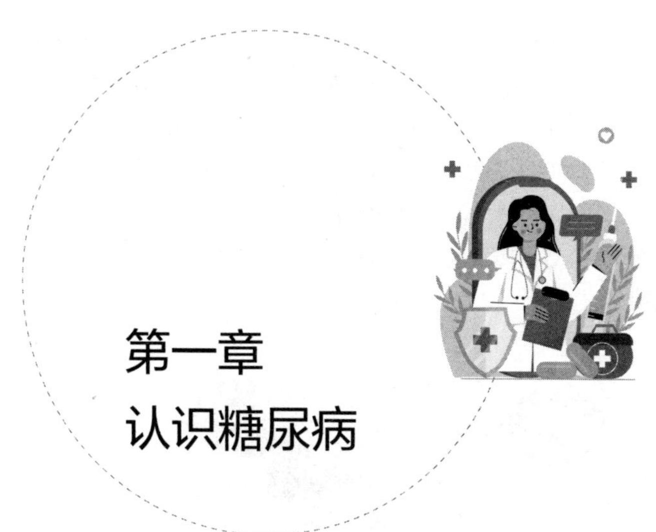

第一章 认识糖尿病

第一节 什么是血糖？血糖与尿糖的关系如何？

患者问

大夫，说到糖尿病我们一直认为是尿中有糖，因为糖尿病患者的尿液经常粘脚，为什么医生却要检查血糖，究竟是血糖重要还是尿糖重要呢？

医生答

血糖通常指血液中的葡萄糖，它是人体组织细胞如脑细胞、心肌细胞、骨骼肌细胞等完成各项生命活动最重要的能量来源。就像汽车行驶离不开汽油一样，每个人体细胞的生存和发挥各种细胞功能也离不开葡萄糖。血糖主要来自米面类食物中的碳水化合物或水果中的果糖等。食物中的碳水化合物经过消化道的消化转变为葡萄糖等单糖形式才能被吸收进入血液，形成血糖。人体通过一系列调节机制把血糖浓度维持在相对稳定的水平，以满足各组织器官的需求。如果长时间空腹没有进餐，则血糖的维持主要来源于肝脏、肾脏所储备糖原的分解，或者脂肪、氨基酸通过糖异生转化成葡萄糖。正常人清晨空腹血糖浓度为 3.9～6.1mmol/L，进餐后 2h 血糖维持在 3.9～7.8mmol/L，多种内分泌激素如胰岛素、胰高血糖素、糖皮质激素、生长激素、甲状腺素等和神经系统共同参与维持血糖浓度的稳定。

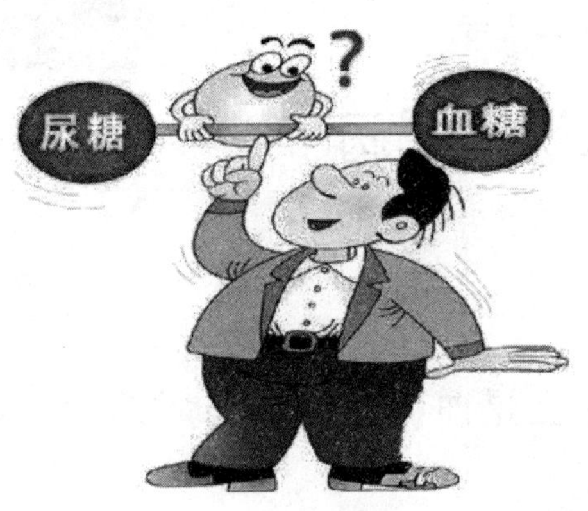

肾脏是身体的主要排泄器官，大部分水分和代谢产物随血液流经肾脏，经过肾小球的滤过、肾小管的重吸收将有用的物质吸收到血液中，将无用的代谢产物经输尿管送到膀胱，随尿排出。正常的肾小管可将肾小球滤液中的绝大部分葡萄糖重吸收回血液，尿中只有极微量葡萄糖，一般方法检查不出，所以正常人尿糖检测是阴性的。但是近端小管对葡萄糖的重吸收有一定的限度，当血中的葡萄糖浓度超过 8.96～10.08mmol/L 时，部分近端小管上皮细胞对葡萄糖的吸收已达极限，葡萄糖就不能继续被重吸收而是随尿排出，尿中开始出现葡萄糖时的最低血糖浓度称为肾糖阈。当血糖浓度超过肾糖阈时，就开始出现尿糖。因此，长时间血糖升高可以导致尿糖的阳性。

但尿糖高并不一定都是糖尿病，有多种疾病均可引起尿糖高。肾脏疾病如慢性肾炎、肾病综合征等因肾小管重吸收功能下降而导

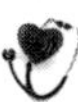

致尿糖阳性；妊娠妇女肾小管对糖再吸收能力下降也会导致尿糖阳性。所以临床对糖尿病疾病的主要诊断依据是血糖，而不是尿糖。

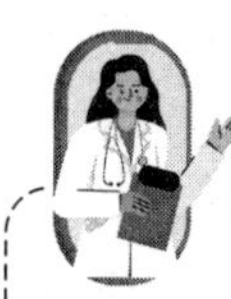

知识链接

“糖尿病”名字的由来

要说“糖尿病”这个词的起源，可以追溯到1674年。一位英国医生Thomas Willis首次提出：一些多尿症患者的尿是甜的。到了1776年，另一位医生Matthew Dobson发现，尿甜的多尿症患者的尿液蒸发后可以得到糖，这个实验第一次为糖尿病的命名找到了依据。随着类似的研究结果不断产生，最终两名英国医生William Cullen和Jhon Rollo将此病正式命名为diabetes mellitus，即糖尿病。

第二节 什么是胰岛素?

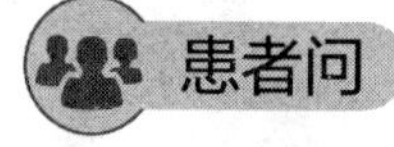

大夫，胰岛素是我们人体的什么器官产生的？胰岛素和糖尿病有什么关系呢？

胰岛素是最重要的降糖激素，它是由分散在胰腺内的胰岛B细胞合成和分泌的。胰岛B细胞每天大约分泌40～50IU胰岛素，它的合成和分泌速度主要受血糖浓度的影响，空腹血浆胰岛素浓度为5～15μIU/L，进餐后分泌量可增加5～10倍以保持餐后血糖的稳定。

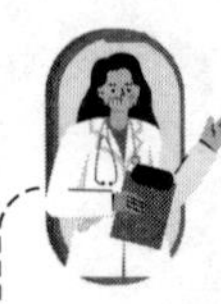

知识链接

胰岛素的发现与应用

1921 年加拿大科学家 Banting 和 Best 首次从犬的胰腺中成功提取出胰岛素，并应用于 4 岁的 Thompson，把他从 1 型糖尿病的死亡线上拉回来，使他又存活了 13 年。以前只能进行“饥饿治疗”的 1 型糖尿病从此有药可救了。Banting 也因此获得了 1923 年的诺贝尔医学奖。

胰岛素和细胞膜表面的胰岛素受体结合后，可以使细胞膜上的葡萄糖转运通道开放，血液中的葡萄糖就能够进入组织细胞被代谢成水和二氧化碳，使血糖浓度降低，同时释放出能量被组织利用。如果葡萄糖摄入充足，胰岛素就会和肝细胞、脂肪细胞、骨骼肌细胞等的膜受体结合，这就好像用一把钥匙打开了所有葡萄糖储存仓库的锁一样，把剩余的葡萄糖转化为糖原、脂肪（甘油三酯）、氨基酸存放在里面，以备饥饿时使用。如果没有胰岛素这把钥匙，或者钥匙、锁坏了，那就打不开仓库，葡萄糖都不能进到细胞内被利用和储存。

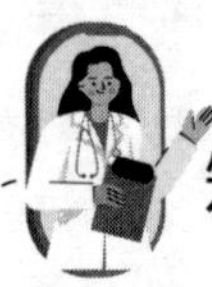

知识链接

胰岛素的分泌模式

空腹时胰岛素分泌量少，保证肝糖原分解，维持稳定的空腹血糖浓度。进食后胰岛素分泌明显增多，有第一时相和第二时相两个分泌高峰，分别发挥不同的稳定餐后血糖浓度的作用。第一时相出现在进餐后 5～10min，作用是抑制肝糖原分解，减少内源性葡萄糖的生成；第二时相出现在进餐后 30～60min，作用是代谢由肠道吸收入血的食物中的葡萄糖。二者缺一不可，均起着稳定餐后血糖的作用。

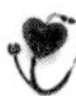

饥饿状态时糖原会分解为葡萄糖，为机体提供能量，维持血糖浓度。人即使 72h 不吃任何食物，储备的糖原、脂肪等能源物质也能满足人体细胞完成正常的生命活动。胰岛素可以抑制糖原的分解，避免血糖过度升高。新发生的 2 型糖尿病患者，进餐后出现即刻胰岛素（第一时相）分泌障碍，不能抑制肝糖原的分解，会在进餐后仍然有大量内源性葡萄糖的生成，再加上食物中的葡萄糖吸收进入血液，会出现餐后血糖明显升高的现象。

血糖的去路有以下四个方面：

① 在细胞中氧化分解，为组织器官完成各种功能提供能量。

② 在肝脏、肌肉、肾脏等组织器官中合成糖原储存。

③ 转变为脂肪储存。

④ 转变为果糖、甘露糖、糖蛋白、糖脂等形式储存。

血液中的葡萄糖不管进入四个去路中的哪一个都被机体代谢，起始过程都需要由胰岛素把它们送入细胞内才能进行。胰岛素就是这样通过把葡萄糖转运到组织细胞内或储存为脂肪、糖原或被细胞代谢产生能量来降低血糖，协助维持相对稳定的血糖浓度。如果它的合成、分泌或者与受体结合的任一环节出现问题，都会使血液中的葡萄糖不能正常代谢，蓄积在血管内，使血糖浓度升高。

第三节　什么是糖尿病?

大夫，最近发现自己吃得特别多，反而更瘦了，来医院检查才发现是得了糖尿病，这是什么原因呢?

医生答

糖尿病是一组主要以长期高血糖为特征的代谢紊乱综合征，同时伴随有蛋白质、脂肪、水、电解质的代谢紊乱，是由于体内胰岛素分泌不足或作用障碍导致的。换句话说，如果胰岛素分泌不足，或体内对胰岛素产生抵抗，胰岛素打不开细胞膜上的葡萄糖转运通道，葡萄糖就不能进入人体各器官，蓄积在血液中，使血糖逐渐升高。当血液中的葡萄糖浓度升高到一定程度，就会从尿中排出，形成尿糖，表现出多尿、多饮症状。同时细胞内没有葡萄糖来提供能量，处于一种饥饿状态，只能消耗蛋白质、脂肪来产生能量，人体就会有饥饿感、进食多而体重减轻、疲乏无力及精神不振，因此典型的糖尿病症状就是我们常说的“三多一少”，即多尿、多饮、多食和体重减少。

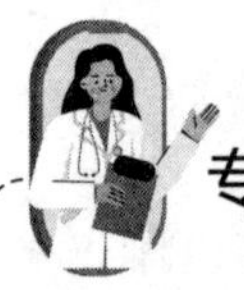

专家提示

糖尿病不仅仅是血糖异常

高血糖只是糖尿病的表现形式之一。人类最早对糖尿病的认识是从发现患者尿糖开始的，也因此命名为“糖尿病”。随着病理生理研究的不断深入，糖尿病患者除了血糖异常，伴随发生的还有脂肪、蛋白质、水、电解质的异常。因此关注糖尿病，不能只测血糖而不查血脂、血尿素氮等，要看体重变化，出现急性高血糖时，还要同时关注水盐代谢是否紊乱。

糖尿病患者如果没有进行很好的治疗而拖延日久，长期处于血糖较高的状态，就会发生一系列病理改变，危害很多器官，发生心脏、血管、神经、眼、肾等的损害，引起冠心病、动脉血管闭塞、神经功能障碍、视力下降或失明、蛋白尿甚至尿毒症。高血糖还会增加机体感染的机会，发生久治不愈的皮肤感染、肺结核、肺脓肿、泌尿道感染、肛周脓肿等，急性高血糖或糖尿病并发肺炎、泌尿系感染或急性胃肠炎时可诱发糖尿病酮症酸中毒昏迷、糖尿病高渗性昏迷等糖尿病急性并发症，甚至危及患者生命。

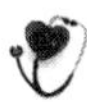

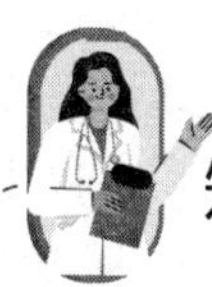

知识链接

胰岛素抵抗是糖尿病发病的重要环节

胰岛素抵抗可以被定义为组织对胰岛素的反应不敏感，即一定量的胰岛素与其特异性受体结合后所产生的生物效应（血糖下降的幅度）低于正常。表现为外周组织尤其是肌肉、脂肪组织对葡萄糖摄取减少及抑制肝葡萄糖输出的作用减弱。胰岛素抵抗的结果是早期胰腺通过分泌更多的胰岛素来代偿，因而加重了胰岛B细胞的负担，随着病程延长，胰岛B细胞凋亡加快，数量明显减少，胰岛素分泌缺乏。

第四节　中国的糖尿病流行情况如何?

大夫，现在发现身边患糖尿病的朋友越来越多，目前我国糖尿病患者有多少呢?

随着世界人口老龄化，城市化进程的加快，糖尿病已成为一种常见病、多发病，严重威胁人体健康、生命安全。根据世界卫生组织统计，全球的糖尿病患病率逐年增加，我国已经成为糖尿病患病率增加最快的国家，同时也是患糖尿病人数最多的国家。

1980 年全国 14 省市 30 万人的流行病学资料显示，糖尿病的患病率为 0.67%。1994 年全国 19 省市 21 万人的糖尿病流行病学调查，25～64 岁年龄段的糖尿病患病率为 2.51%。2007～2008 年，在中华医学会糖尿病学分会（CDS）组织下，全国14个省市进行了糖尿病的流行病学调查。通过加权分析，考虑性别、年龄、城乡分布和地区差别的因素后，2010年公布的数据估计我国18岁以上成年人糖尿病患病率为9.7%。2013年我国慢性病及其危险因素监测显示，18岁及以上人群糖尿病患病率10.4%。近年来，我国2型糖尿病患病率仍呈上升趋势。最新的流调数据显示，按WHO（世界卫生组织）诊断标准，我国糖尿病患病率上升至11.2%。

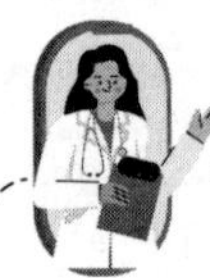

专家提示

全球关注糖尿病

2型糖尿病是目前发病率快速增长的一种代谢性疾病，极大地影响着人类的健康，应该受到全人类的广泛关注。世界卫生组织把每年的11月14日作为联合国糖尿病日，来提起人们对糖尿病的重视，这一天是胰岛素的发现人Banting的生日。

第五节　糖尿病是怎样形成的?

患者问

大夫，您说我这糖尿病到底是怎么得的呢？为什么我姐姐没有？是不是我平时喝饮料喝得比较多？

医生答

1型糖尿病的发生主要是患者体内有引起1型糖尿病的遗传易感基因，在病毒感染或某些化学物质的作用下，合成和分泌胰岛素的胰岛B细胞因自身免疫炎症而遭到破坏，数量明显减少，导致胰岛素分泌缺乏，血糖升高。

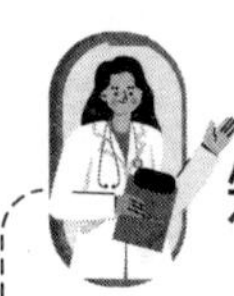

知识链接

多种病毒与1型糖尿病发病有关，比较肯定的有腮腺炎病毒、风疹病毒、脑心肌炎病毒、柯萨奇病毒和巨细胞病毒。最近发现反转录病毒和轮状病毒也参与发病。

具有B细胞毒性的化学物质有：苯异噻二嗪、噻唑利尿酮、四氧嘧啶、链佐星、喷他脒等。

2型糖尿病是一种发病机制复杂的疾病，目前为止确切的病因不明。它是一种多基因遗传病，患者有遗传因素作为背景，也就是说患者携带糖尿病的易感基因，所以2型糖尿病有家族中多人发病的聚集现象。但近年来2型糖尿病发病率的不断上升与现实的环境和现代生活方式有关。由于社会经济发展，物质生活水平提高，人们在日常生活中吃得多、吃得好（油脂多、食物精细），加上活动量减少，运动消耗不足，许多人发生了肥胖。当摄入食物中的糖类在小肠被吸收后，形成血糖，过剩的葡萄糖首先来到肝脏，可肝脏已经储备了大量的糖原和脂肪，没办法再存放葡萄糖。葡萄糖到达肌肉，肌肉也很久没有运动，储备的糖原把仓库堆得满满的。葡萄糖再到脂肪，臃肿的脂肪细胞已经被撑得受不了了。胰岛B细胞也被长期超负荷的工作累得精疲力尽，数量明显减少，胰岛上一片荒凉，能够发挥作用的胰岛素早已寥寥无几。葡萄糖只好在血液里滞留，任由血糖一天天增高。当血糖浓度达到一定的数值时，糖尿病就发生了。

据专家分析我国糖尿病患病率急剧增加可能有以下几种原因。

（1）城市化　随着国民经济的发展，中国的城市化进程明显加快，人们的活动空间明显减少。

（2）老龄化　中国60岁以上老年人的比例逐年增加，2000年为10%，到2006年增加到13%。2007～2008年调查中60岁以上的老年人糖尿病患病率占20%以上，比20～30岁人群患病率高10倍。在调整其他因素后，年龄每增加10岁，糖尿病的患病率增加68%。

（3）生活方式改变　城市化导致人们生活方式的改变。人们出行的方式已经发生很大变化，我国城市中主要交通工具进入了汽车时代。人们每天的体力活动大大减少，但摄入的热量并没有相应降低，脂肪在总的能量摄入中所占比例依然很高。在农村，随着农业现代化，人们的劳动强度也已大幅降低。同时，生活节奏的加快也使得人们长期处于精神紧张的应激状态，这些改变均与糖尿病的发生密切相关。

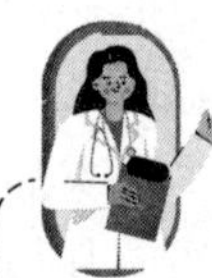

专家提示

现代化的生活方式使人类的活动空间逐渐缩小，交通工具发达，生活节奏加快，精神压力增加，饮食快餐化等，造就了高血压病、肥胖症、糖尿病等慢性疾病的早发、多发，严重影响了人类的预期寿命和身体健康。我们应当多了解健康知识，从儿童做起，尽量避免上述因素对健康的不利影响。

（4）肥胖和超重的比例增加　生活方式的改变伴随超重和肥胖的比例明显增加。在2007～2008年调查的资料中，按WHO诊断标准，我国人群中超重占25.1%，肥胖占5%，与1992年及2002年相比，超重和肥胖的比例均有大幅增加。截至2010年，全国18岁及以上居民中超重率达32.1%，肥胖率达9.9%。

（5）中国人的遗传易感性　当肥胖程度相同时，亚裔人患糖尿病风险增加。在相同年龄和体重指数下，亚裔人患糖尿病的风险是白种人的1.6倍。发达国家和地区的华人糖尿病患病率和发病率高于白种人。

（6）糖尿病患者生存期增加　随着对糖尿病患者各种并发症的危险因素控制水平的改善以及并发症治疗水平的提高，糖尿病患者死于并发症的概率明显下降，加上发病年龄早，患糖尿病病程明显延长，也使得糖尿病患者群体数量明显增加。

第六节　糖尿病有哪些危害?

大夫，您说我的血糖也不是很高，平时没有什么症状，是不是暂时可以先不治疗?

糖尿病患者一经诊断，就应该到正规医院就诊并定期随访，如果长期血糖控制不佳，会出现急慢性并发症的风险。

1. 急性高血糖并发症

可并发糖尿病酮症酸中毒昏迷、糖尿病非酮症高渗综合征、糖尿病乳酸性酸中毒、感染等。这些急性并发症的发生常常是患者需要住院治疗的主要原因，严重时可因为一次高血糖引起的急性并发症导致患者死亡。认识这些急性并发症的表现，及早预防和治疗是影响预后的关键。

（1）糖尿病酮症酸中毒　是最常见的糖尿病急性并发症，尤其好发于1型糖尿病，甚至没有糖尿病病史的患者因酮症酸中毒昏迷急诊就诊而确诊糖尿病。2型糖尿病在发生感染时容易诱发酮症酸中毒，或者在大量进食甜食等饮食不当时诱发，应用胰岛素治疗的患者停用胰岛素或应用了失效的胰岛素也可诱发。糖尿病酮症酸中毒首先表现为“三多一少”症状加重，而后表现出恶心、呕吐等胃肠道反应，此时检查尿糖＋＋＋～＋＋＋＋，尿酮体阳性，血糖大于16.7mmol/L。因此糖尿病患者发生恶心、呕吐症状时要首先检查是否发生了糖尿病酮症。严重时可出现烦躁、意识不清甚至昏迷。合并明显酸中毒时可以表现为气短、呼吸困难、呼吸深大、面色潮红、腹痛、腹肌紧张，甚至出现血压下降、休克。做血气分析有代谢性酸中毒表现。同时患者有明显脱水、电解质紊乱症状，尤其出现低钾血症，严重的可诱发心律失常导致死亡。

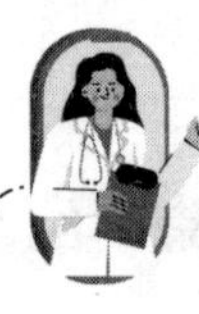

专家提示

预防糖尿病酮症酸中毒发生

1型糖尿病的患者发生呼吸道、皮肤等部位的感染时，应该增加血糖检测次数，发现血糖升高时及时增加胰岛素剂量，可以避免发生酮症酸中毒。有儿童糖尿病患者感冒发热时，家长只顾治疗发热、感冒症状，忽视了血糖，甚至因为孩子吃饭少而停用了胰岛素，导致了酮症的出现。当糖尿病患者出现乏力、口干加重、恶心、呼吸时口腔有烂苹果味道时，可能是糖尿病酮症或酮症酸中毒，一定要及时到医院就诊。

关注以下因素，可尽量避免发生糖尿病酮症酸中毒：

① 感染是最常见诱因，以呼吸道、泌尿道、皮肤感染最常见，也有消化道、下肢感染等。有感染症状时要增加血糖检测次数，必要时增加降糖药物剂量。

② 饮食控制差，进食过多高糖、高脂肪食物或饮酒等。

③ 胰岛素使用不当，突然减量或停用或使用了失效的胰岛素。

④ 精神因素：精神创伤、过度激动或劳累等。

⑤ 应激状态：外伤、手术、麻醉、妊娠、发生急性心脑血管病等，使用糖皮质激素治疗的患者也可以发生酮症酸中毒。

⑥ 有10%～30%的患者出现糖尿病酮症酸中毒，但没有明确诱因。

有下列症状出现时，要及时就诊检查有无糖尿病酮症酸中毒：

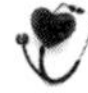

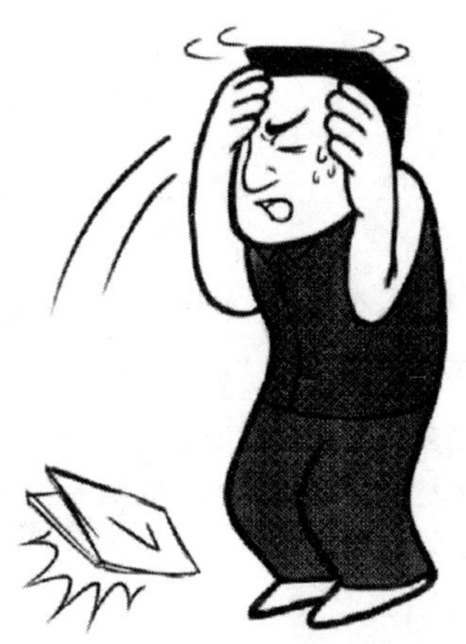

① 突然出现多尿、多饮、多食、体重减轻。

② 消化道症状：恶心、呕吐、食欲下降，有的表现为上腹部疼痛、压痛、腹肌紧张。

③ 酸中毒症状：呼吸困难、呼吸加深加快、面部潮红、呼出的气体有烂苹果味。

④ 神经系统症状：头痛、烦躁，病情加重时反应迟钝、嗜睡、昏迷。

⑤ 脱水症状：口干、皮肤弹性下降、眼球下陷，严重者尿量减少、心率快、脉搏细弱、四肢凉。

发生上述症状，应尽早及时到医院就诊治疗。

（2）糖尿病非酮症高渗综合征　是好发于老年糖尿病患者的一种急性并发症。当血糖升高时，高血糖引起的渗透性利尿导致体内循环血量减少，而由于老年人口渴中枢不敏感，患者没有主动饮水来补充丢失的水分，机体严重脱水，出现血压下降、血浆渗透压升高、电解质紊乱、血糖进一步升高，血糖大于33.3mmol/L，血浆渗透压大于330mOsm/L，患者出现休克、昏迷。因老年人常合并血液高凝状态、心脏疾病等，发生高渗性昏迷时易出现脑梗死、心肌梗死及严重感染，引起电解质紊乱、代谢性脑病、肾功能衰竭、心功能衰竭，心跳骤停时可危及生命。高渗性昏迷预后差，死亡率是糖尿病酮症酸中毒昏迷的10倍以上。

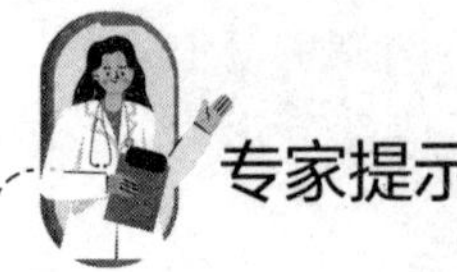

高血糖发生时增加饮水量很关键

当糖尿病患者血糖升高，尤其大于13.9mmol/L时，应当及时多饮水，来补充由于高血糖利尿丢失的水。而有些患者认为不喝水就可以减少排尿，这种观念是错误的，不喝水反而加重机体脱水，使血糖进一步升高。

（3）糖尿病乳酸性酸中毒　常出现在服用苯乙双胍（降糖灵）的患者，或有肝肾功能不全、心脏或呼吸功能衰竭而缺氧的患者服用二甲双胍时出现。其表现为全身乏力、恶心、呕吐、呼吸深大、胸闷、气短、嗜睡、烦躁、昏迷等，化验血乳酸水平升高，血、尿酮体阴性，血气分析为代谢性酸中毒。随着现在苯乙双胍的停用以及对二甲双胍适应证的调整，糖尿病乳酸性酸中毒的发生率明显下降。

（4）治疗和护理不当时发生低血糖　以下原因可诱发低血糖：

① 胰岛B细胞功能差，内源性的自身胰岛素缺乏。

② 应用胰岛素、磺脲类、非磺脲类胰岛素促泌剂等降糖药物的患者，药物剂量过大或使用不当。

③ 肾功能不全患者药物代谢、排泄减慢。

④ 恶性肿瘤或有严重肝脏疾病的患者，体内糖原储备少。

⑤ 患有垂体功能低下、肾上腺皮质功能减退等疾病，发生低血糖时，升糖激素分泌不足。

⑥ 用药后未按时进餐或进食量过少、进食后腹泻导致热量吸收减少。

⑦ 运动量加大。

⑧ 降血糖的目标值太低。

⑨ 饮酒。

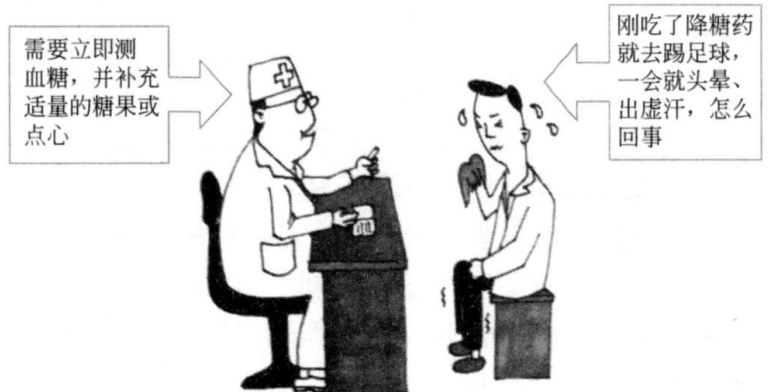

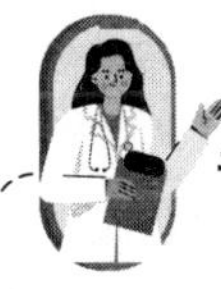

专家提示

尽快纠正低血糖

自身胰岛功能差，胰岛素分泌缺乏或者明显消瘦的患者，血糖的稳定性差、上下波动幅度大，更容易发生低血糖，这样的患者应该清楚地知道发生低血糖的诱因，积极预防。

家人发现患者有严重低血糖症状或患者出现昏迷时，要及时把一两勺白糖放入意识不清患者口中含化，恢复过低的血糖浓度，帮助患者尽快改善低血糖后再立即送往医院就诊。

如果反复出现低血糖，会导致糖尿病低血糖相关的自主神经衰竭，使得引起神经兴奋反应的血糖值不断降低，有可能血糖低至 2mmol/L 以下还没有感觉，这样的患者以后发生不被觉察的低血糖和严重低血糖的概率增加。因此要了解上述诱发低血糖的原因，保护好残存的自身胰岛 B 细胞功能，尽量避免发生低血糖。如果发生就要尽快纠正。

糖尿病患者血糖≤3.9mmol/L 为低血糖。低血糖的临床表现与血糖水平及血糖下降速度有关。早期表现为自主神经兴奋症状，如心悸、出冷汗、手抖、头晕、无力、眼前发黑、饥饿感等，这些症状的出现是提醒患者发生了低血糖，如果能及时意识到低血糖的发生并立即进食，这些症状可以马上得到缓解。如果没有及时进食，就可出现脑细胞缺糖的表现，即中枢神经系统症状，如意识朦胧、不知道自己在做什么、幻觉、失语、不认识熟悉的人、不知身在何处、做出鬼脸或舞蹈样动作等反常举动、想睡觉、抽搐甚至昏迷。老年人自主神经反应差，可直接出现一些不典型的中枢神经系统症状而被误诊。夜间发生的低血糖可以因深睡不能感知而出现昏迷，使大脑长时间缺糖造成不可逆的损伤，甚至死亡。

低血糖有以下五种类型。

① 严重低血糖：发作时有明显低血糖神经症状如抽搐、昏迷，需要他人协助给予碳水化合物，或采取其他措施如输注葡萄糖来恢复神智，血糖正常后神经症状明显改善或消失。

② 症状性低血糖：有明显低血糖症状出现，血糖≤3.9mmol/L。

③ 无症状性低血糖（未察觉低血糖）：无低血糖症状，但血糖≤3.9mmol/L。

④ 可疑症状性低血糖：有低血糖症状，但没有测血糖确诊。

⑤ 相对低血糖：患者有典型低血糖症状，但血糖>3.9mmol/L。可能由于患者长期处于高血糖状态，治疗过程中血糖迅速下降引起交感神经兴奋症状。

有些患者出现心悸、饥饿等症状时，血糖可能并不低。因此这些症状发生时尽量先检测血糖，避免不必要的进食加重高血糖。

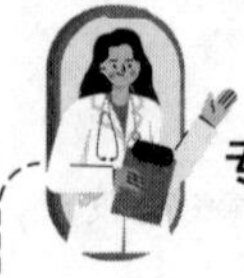

专家提示

选药不当易发生低血糖

糖尿病治疗药物选择不当时，可引起糖尿病乳酸性酸中毒、低血糖昏迷等严重不良反应，每年医院急诊都会收治不少因自行服用偏方、特效药等发生低血糖昏迷的患者，有的甚至发生

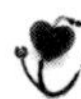

致命性伤害，因此提醒患者一定要选择正规医院专科就诊并按确定治疗方案服药，千万不可随便服用标称有降糖作用的食品、保健品及药品。

（5）感染

① 皮肤黏膜感染：细菌感染引起的疖痈、丹毒、皮肤脓肿、肛门周围脓肿等；真菌感染引起的体癣、足癣、甲癣、肠炎等；白色念珠菌感染引起的龟头包皮炎、阴道炎等。

② 反复的泌尿系感染：女性膀胱炎最常见，尤其发生膀胱自主神经病变尿潴留的患者，可反复发作转为慢性膀胱炎。肾盂肾炎也较常见，可引起尿路梗阻，加重肾结石、肾积水、肾脓肿的发生。急性肾乳头坏死表现为寒战高热、肾区剧烈绞痛、血尿和尿中有肾乳头坏死组织，常并发急性肾功能衰竭。

③ 严重的化脓菌感染：肺脓肿、肝脓肿、脓胸、急性化脓性胆囊炎也很常见。牙龈脓肿、外耳炎也常有发生。

④ 结核：肺结核最常见，发病率明显高于非糖尿病患者，甚至发生在青壮年患者。糖尿病患者的肺结核容易形成空洞，病变扩展和播散较快。

有些患者没有糖尿病病史，因为上述感染久治不愈而检查才确诊糖尿病。有青壮年患者因空洞型肺结核咯血就诊检查出患有糖尿病。血糖控制差的患者更容易发生严重感染，感染导致高血糖更难治疗，二者形成恶性循环。感染还可以诱发糖尿病酮症酸中毒，重症感染可以导致患者死亡。春秋季节的流感病毒引起的肺炎如H1N1型禽流感病毒肺炎等，在血糖控制差的糖尿病患者中有比非糖尿病人群更高的致死率。

2. 糖尿病慢性并发症

慢性高血糖可损害大血管、微血管、神经等组织，引起眼、肾脏、心脏、脑、下肢、胃肠、膀胱、皮肤、骨关节、足等多部位病变。

糖尿病慢性并发症发生在没有发现糖尿病或血糖控制不佳、病程在5～10年的患者。其症状的严重程度受遗传、环境和个体差异的影响，临床表现差别较大。多数并发症一旦发生不可逆转，只能通过治疗延缓其进展。一种并发症的出现往往预示着其他并发症也已经或正在形成，应该及早进行全面检查。

（1）微血管并发症　可引起糖尿病性视网膜病变、糖尿病肾病。

① 糖尿病视网膜病变（DR）：是最常见的微血管并发症，也是成年人后天失明的主要原因。病程超过15年的1型糖尿病患者有98%患视网膜病变，2型糖尿病患者有78%患视网膜病变。其诊断依据眼底照相或散瞳后检眼镜观察有无微动脉瘤、眼底出血、硬性渗出、软性渗出、视网膜新生血管、玻璃体积血、纤维增生、视网膜脱离等。依据病变的严重程度分为：无视网膜病变，轻、中、重度非增殖期以及增殖期视网膜病变。患者可以自觉视力下降、看白色物体颜色变黄或变绿，有黑影或红光遮挡眼前物体（黑矇），甚至突然失明。但早期的病变（出血和渗出）没有影响到眼底的黄斑区，患者没有任何症状，只能在做眼底检查时被发现。

糖尿病还可引起青光眼、白内障、黄斑水肿、屈光改变、虹膜睫状体炎、结膜炎等病情加重，表现为眼痛、视物变形、结膜充血水肿、畏光、流泪等，给患者造成痛苦并影响患者视力。

发现以下症状，立即去医院眼科检查：视物模糊、视力突然下降、视物有重影（复视）、眼内有红光或黑影遮挡眼前物体、看物体颜色发生改变等。

② 糖尿病性肾病（DN）：是慢性肾脏病变（CKD）的一种重要类型，是终末期肾衰竭的主要原因，也是1型糖尿病的首要死亡原因。病程10年以上的1型糖尿病患者30%～40%发生糖尿病肾病。2001年我国住院患者中分析2型糖尿病肾病患病率为34.7%。早期表现为微量白蛋白尿，逐渐发展至大量蛋白尿、低蛋白水肿，严重者可发展至肾性高血压、肾性贫血、肾功能衰竭、尿毒症而死亡。

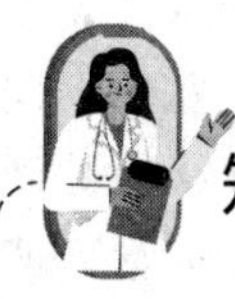

知识链接

糖尿病肾病分为五期。

Ⅰ期：肾脏体积增大和高滤过状态。肾脏结构正常，控制高血糖后，肾小球滤过率可降至正常。

Ⅱ期：高滤过存在，运动后出现微量白蛋白尿。此期肾小球基底膜增厚，但病变仍然可逆转。

Ⅲ期：早期糖尿病肾病期，肾小球基底膜增厚和系膜基质增宽明显，出现持续性微量白蛋白尿，尿白蛋白排泄率20～200μg/min，尿常规化验尿蛋白阴性，肾小球滤过率仍高于正常或正常。

Ⅳ期：临床糖尿病肾病期，尿常规蛋白阳性，尿白蛋白排泄率＞200μg/min，相当于尿蛋白总量＞0.5g/24h；可伴有水肿、高血压、肾功能减退。部分肾小球硬化，灶状肾小管萎缩及间质纤维化，病变不可逆。

Ⅴ期：肾衰竭期，出现尿毒症临床表现。

（2）大血管并发症　糖尿病性心脑血管并发症是缩短2型糖尿病寿命最主要的致死原因，75%的2型糖尿病死于大血管病变。高血糖伴发的肥胖、高血压、高脂血症等共同促进了糖尿病大血管病变的发生、发展。病理表现为动脉粥样硬化和动脉钙化，可以累及冠状动脉、主动脉、脑动脉、肾动脉和下肢动脉，引起动脉管腔狭窄、相应动脉供血不足的临床表现。

① 冠状动脉硬化引起冠状动脉狭窄、心肌缺血，严重的发生冠心病、心绞痛甚至心肌梗死。如果合并糖尿病心脏自主神经病变，患者对心肌缺血性疼痛反应消失，发生无痛性心绞痛或无痛性心梗，临床常常出现体检或住院检查心电图时提示发生过心肌梗死，而患者却不知何时发生的情况。因此糖尿病患者应在初诊及每

年随诊时做心电图检查，有心肌缺血表现的做冠脉造影或CTA检查以了解冠状动脉狭窄程度，及早治疗、预防心肌梗死的发生。此外，糖尿病不同于普通冠心病患者，往往同时发生多支冠状动脉硬化，导致心肌广泛缺血，表现为缺血程度很严重而心电图正常，或发生心脏增大、心力衰竭而危及生命。

② 主动脉硬化可引起高血压或者主动脉钙化导致抗高血压治疗困难，发生难治性高血压，甚至主动脉内壁破裂引起夹层动脉瘤和血管性猝死。

③ 脑动脉硬化患者常出现头晕、耳鸣、疲乏、反应迟缓、注意力不集中、记忆力减退、情绪不稳定、睡眠障碍（失眠或嗜睡）等症状，严重的反复发生脑梗死引起偏身感觉障碍、肢体瘫痪、老年痴呆，丧失生活自理能力。

④ 肾动脉硬化可使高血压、肾功能衰竭病情加重。

⑤ 下肢动脉硬化可导致双腿供血不足，行走时下肢肌肉疼痛无力、发凉、间歇性跛行，严重时夜间双足疼痛（静息痛）、缺血坏死，甚至截肢。

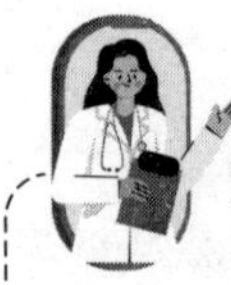

知识链接

间歇性跛行是指从开始行走或行走不足400m会出现单侧或双侧下肢沉重乏力、肌肉缺血性疼痛，休息后症状好转，可继续行走，再走不足400m上述症状再次出现。常发生在下肢动脉硬化的患者。

静息痛是下肢休息时也出现的疼痛，夜间尤其明显。提示下肢动脉硬化闭塞。

（3）糖尿病神经病变　糖尿病确诊后10年内就可以有糖尿病神经病变的发生。在吸烟、年龄40岁以上、血糖控制差的患者中神经病变发生率增高。

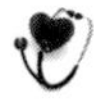

① 损伤周围神经，引起手脚末梢麻木，对烧灼、针刺等外伤的疼痛感下降，失去自我保护意识，产生不必要的皮肤破损，曾有糖尿病患者被缝衣针扎破手指后因原有高血糖造成感染性骨髓炎而做手术截去食指。有的出现皮肤针刺样、过电样疼痛，影响休息和工作，严重的累及运动神经，发生肌肉萎缩，使肢体活动受限。

② 糖尿病性自主神经病变可影响以下器官。

胃肠道：出现胃排空慢（胃轻瘫），恶心、呕吐，腹泻、便秘或腹泻与便秘交替出现。

膀胱：出现排尿困难、尿液潴留、尿失禁，严重的发生肾积水、反复泌尿系感染。

汗腺：表现为皮肤汗液减少、皮肤干燥皲裂，尤其发生在足部。也有的表现为出汗增多。

性器官：出现性功能减退如阳痿、女性阴道干燥。

心脏：表现为安静状态下心率增快（>90 次/分）、直立性低血压（卧位、立位收缩压相差超过 30mmHg）、晕厥等，严重的出现心律失常甚至心跳骤停、猝死。

③ 脑神经损伤常发生在动眼神经、滑车神经和外展神经。可出现眼肌麻痹引起上眼睑下垂、眼球运动障碍、复视（看物体有重影）。

糖尿病足部溃疡不容忽视，应及早治疗，避免截肢

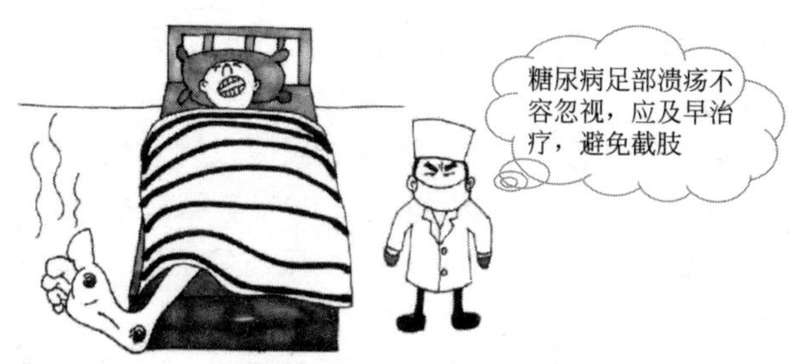

（4）糖尿病足　这是糖尿病最严重和治疗费用最高的慢性并发症之一，严重的发生截肢而致残。85%的截肢是由于足部溃疡引起的，大约 15%的糖尿病患者会在其一生中发生足溃疡。糖尿病足以预防为主，了解以下发生糖尿病足的危险因素，才能有针对性地进行预防。

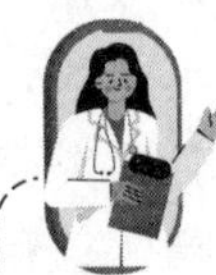

知识链接

在美国，每年治疗糖尿病足的总费用可达40亿美元，不需截肢即可治愈的患者估计花费7000～10000美元。瑞典研究表明，治愈一位腿部截肢患者的费用是6.5万美元。我国医院资源缺乏，糖尿病足花费低于国外，但仍然超过普通家庭承受能力。

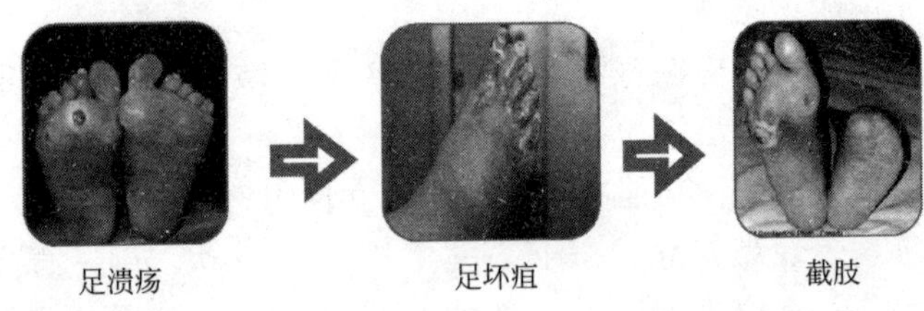

足溃疡　足坏疽　截肢

① 既往有过足部溃疡或截肢的病史，再次发病的概率明显增加。

② 经济条件差、没有参加社会医疗保险、单身的患者，发生足部皮肤破溃后往往未能及时就诊，自己对伤口处理不当或到不具备消毒措施的小门诊处理，造成创面不能及时愈合而扩散。

③ 赤脚行走、视力差、弯腰困难、老年人、有肾病下肢水肿的患者，发生足破溃的概率高，且不能及时发现病情变化。

④ 有肢体末梢麻木、感觉减退、疼痛等糖尿病神经病变，被异物刺伤、高温烫伤、不合适的鞋子挤压伤等不能及时感知，常造成不必要的皮肤损伤。

⑤ 有下肢动脉硬化，足部血液循环差，表现为间歇性跛行、静息痛、足背动脉搏动减弱或消失、下肢皮肤温度低、站立时下肢皮肤变为暗红色的患者，一旦皮肤破溃则难以愈合。

⑥ 皮肤出现水肿、温度低、颜色异常、胼胝、趾甲生长异常、干燥皲裂、趾间皮肤泡软、溃疡等，皮肤破溃的概率增加。

⑦ 有下肢骨、关节畸形，表现为鹰爪趾、榔头趾、足部有骨性突起、关节活动障碍的患者，行走时足底受力不均匀，压迫部位易出现胼胝和溃疡。

⑧ 穿着的鞋袜不合适。

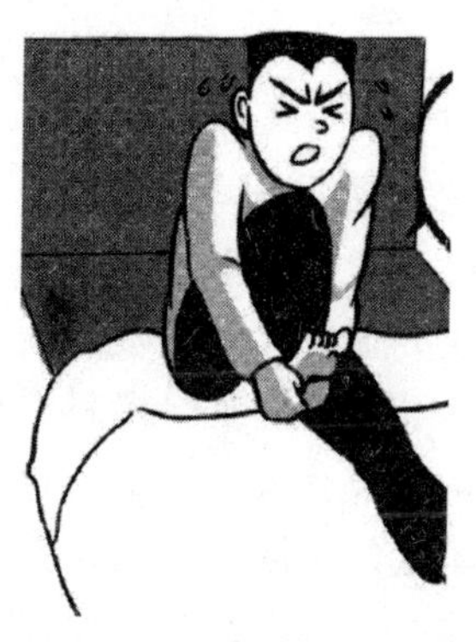

预防糖尿病足的要点有以下几个。

① 了解上述引发糖尿病足的危险因素，积极预防。

② 对照上述危险因素定期检查，明确当前已存在哪些危险因素。

③ 教育患者及其家属与有关医务人员一起进行足的保护，避免不必要的损害。如有血糖控制不好的糖尿病患者因为趾甲翻翘，到私人诊所拔甲后造成感染最终截肢的病例。

④ 穿着合适的鞋袜，每天主动检查足部皮肤变化。

⑤ 去除和纠正容易引起溃疡的因素。

知识链接

糖尿病足花费高的原因如下。

① 治疗周期长，简单的足溃疡愈合需要6～14周，病情复杂的需要3～6个月甚至更长。

② 治疗措施中包括降糖药物、血糖监测、抗生素、改善循环药物、营养支持治疗等。

③ 创面局部要清创换药、特殊敷料敷贴等，甚至截肢手术。

④ 糖尿病足常常反复发生，多次住院会增加医疗开支。

⑤ 发生糖尿病足的患者常同时合并心脑血管、微血管及神经病变。

⑥ 患者行动能力差，需要陪护等。

（5）糖尿病性骨关节病　可出现下肢承重关节肿痛、变形，站立行走困难，还会导致骨质疏松，增加骨折概率。受影响皮肤可发生糖尿病大疱病、糖尿病性胫前皮肤类脂质渐进性坏死等。

（6）影响儿童生长发育　1 型糖尿病儿童血糖控制不良时，影响糖、蛋白质、脂肪、电解质代谢，造成骨骼、性腺发育不良，使生长发育受到影响，表现为身高、体重低于同龄儿童，青春期没有第二性征出现，女性原发性或继发性闭经等，甚至造成卵巢、子宫发育不良，影响生育。

（7）糖尿病患者的心理疾病　据国外文献报道，糖尿病患者中抑郁症发病率是正常人的 3 倍。糖尿病患者有 60%～75%伴有抑郁情绪，其中 35% 为重度抑郁。国内门诊问卷调查糖尿病患者中 50%患有抑郁症，4%患有需要治疗的抑郁症。焦虑症发病显著高于正常人群。抑郁症患者表现为三少（思维缓慢、情绪低落、行为减少）、六无（无趣、无助、无能、无望、无效、无价值）。患者在日常生活中有以下特点：

① 情绪低落，一般以“晨重夕轻”为特点。

② 思维迟缓，即记忆降低、大脑反应慢等。

③ 活动减少，不愿参加社交活动，常喜独处。

④ 常有焦虑、内疚感（担心给家庭增加负担）。

⑤ 睡眠障碍，以早醒为其典型表现。

⑥ 多有疲乏、心悸、胸闷、胃肠不适、便秘等身体不适症状。

⑦ 有自暴自弃、厌世或自杀心理或行为。

⑧ 性欲明显减退。

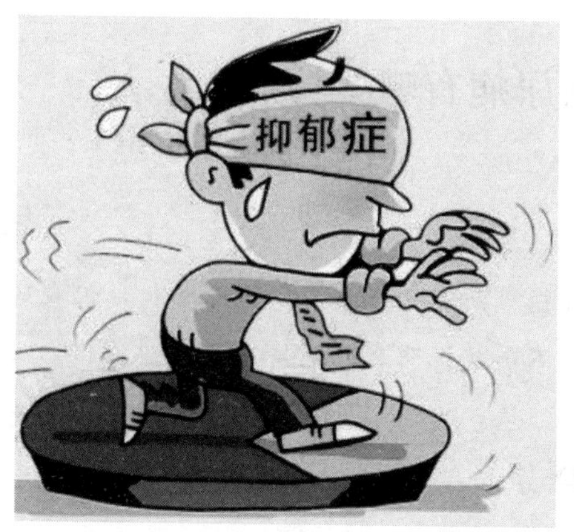

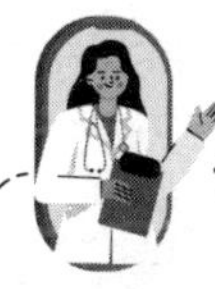
专家提示

糖尿病患者的家庭心理护理很重要

糖尿病患者的心理护理很重要，贯穿糖尿病治疗的全过程，是其他治疗不能替代的，同时也是饮食、运动和药物治疗的基础和保证。患者以积极乐观的心理配合治疗可以收到事半功倍的效果，家庭成员帮助糖尿病患者学会并提高适应和应对各种生活事件的能力，从而避免负性情绪，对稳定病情减少并预防并发症具有重要意义。

糖尿病的这些慢性并发症可累及心脏、脑、眼、肾脏、足、皮肤、神经等多个组织器官，造成的病痛、致残严重影响患者身体、心理健康。不仅降低了患者的生存质量，还会给家庭带来沉重的心理、经济负担，缩短患者的预期寿命。据统计，我国大城市中没有并发症的 2 型糖尿病患者每年花费的直接治疗费用是 35.8 亿元，而有并发症的患者的年直接医疗费用高达 151.7 亿元。但是，这些并发症在发病早期是可以通过治疗被逆转的，患者认识了它们的症状特点，及早治疗，就可以避免严重并发症的发生。

第七节　糖尿病有哪些特点?

大夫，都说糖尿病有“三多一少”的症状，但我的症状并不明显，人也挺精神，是不是就说明我的病情不严重?

由于糖尿病初期的症状并不明显，有半数患者觉得和健康人一样，许多人会因此延误诊断、疏于治疗，到了中后期（病程5～10年以上）病情波及身体其他器官，长期慢性高血糖引起眼、肾、神经、心及血管损害，就会发生功能障碍或衰竭，引起各种并发症，对身体造成严重损伤，患者会处于病痛的折磨中，但这时候却已经丧失了治疗的最佳时机，悔之晚矣。

糖尿病控制与并发症试验（DCCT）、英国前瞻性糖尿病研究（UKPDS）等强化血糖控制的临床研究分别纳入了1441例1型糖尿病和5102例2型糖尿病患者，进行强化血糖管理和一般血糖管理治疗效果的对比，随访10年，结果显示，在处于糖尿病早期的患者中采用强化血糖控制可显著减少糖尿病微血管病变发生的风险(强化组发生率减少33%)。严格的血糖和代谢控制可以减少和延缓糖尿病慢性并发症的发生和进展，因此强调糖尿病治疗必须达到治疗目标，才算有效治疗。对此医生和患者都必须明确只有治疗达标才有可能防止糖尿病并发症。糖化血红蛋白降低1%能够带来的益处如下：

① 截肢或者引起致命的下肢血管疾病的发生减少43%。

② 糖尿病微血管并发症的发生减少37%。

③ 由于糖尿病引起的死亡减少21%。

④ 糖尿病患者发生心肌梗死减少14%。

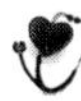

⑤ 糖尿病患者发生脑卒中减少 12%。

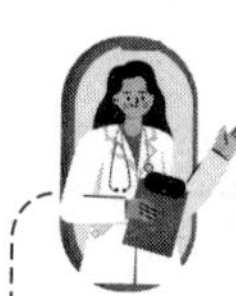

知识链接

英国糖尿病前瞻性研究（UKPDS）的设计目的在于解答在2型糖尿病患者中，强化血糖控制能否降低糖尿病并发症的危险。共有4209例新诊断为2型糖尿病的患者入组，随机接受常规治疗或强化治疗。常规治疗组生活方式干预，血糖控制不佳者被随机分配入磺脲类、胰岛素或二甲双胍治疗组；强化治疗组给予胰岛素或磺脲类治疗，将空腹血糖控制在6mmol/L以下。随访平均10年。1998年公布的结果显示：强化治疗可降低微血管并发症发生危险，在大血管并发症方面，可降低发生心肌梗死的危险，还可降低需要进行白内障摘除术的患者比率。与常规治疗组相比，强化治疗可以使视网膜病变及白蛋白尿的发生危险性分别下降21%和33%。研究清楚地阐明，在2型糖尿病患者中，改善血糖控制的强化干预治疗可以降低发生糖尿病晚期并发症的危险。

（1）治疗达标，可以成为条件健康人　以目前的医疗手段，糖尿病还不能根治，但可以有效控制血糖。如能达到控制目标，即使身患糖尿病，也可获得条件健康，成为“健康人”，即可和正常人一样生活、学习、工作和参与各种社会活动，享有正常人的生活质量、躯体和心理健康，以及获得正常寿命。临床上有许多病程超过30年的糖尿病患者，通过有规律的生活方式和药物治疗，并且定期随诊，没有发生任何糖尿病慢性并发症。儿童可以有正常的生长发育，成年人可以和正常人一样结婚、生育。对初发或无并发症的糖尿病患者，如能良好地控制症状和各项代谢紊乱，绝大多数可达治疗目标。现实生活中，有些2型糖尿病患者，由于早期无症状或症状轻，仍可照常生活和工作，不认真对待糖尿病的治疗，就会成为与慢性高血糖长期共处的“中毒”者，不能获得条件健康。

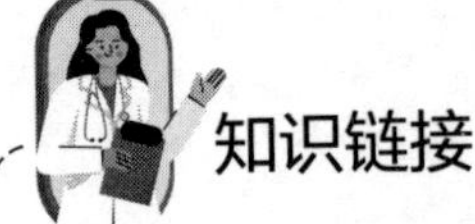

糖尿病控制与并发症试验（DCCT）

20 世纪 80 年代初美国及加拿大十余个医学中心合作对 1441 例 1 型糖尿病患者进行了研究。他们将患者分为 2 组，一组称为标准治疗组，即按原来方法注射胰岛素；另一组称为强化治疗组，即要求将血糖控制到接近正常，甚至一天用袖珍血糖仪测 7 次血糖（三餐前后及睡前），根据血糖结果调整胰岛素的用量。经过了 9 年，患者平均观察时间为 7 年，1993 年公布结果：强化治疗组的 HbA1c 控制在 7.2%，糖尿病视网膜病变、糖尿病肾病及糖尿病神经病变的发生率比一般治疗组减少 56%。提示强化降糖治疗可显著减少 1 型糖尿病慢性并发症发生。

（2）治疗不达标，任凭并发症发生发展　在糖尿病临床防治中，糖尿病教育尚未普及；糖尿病防治网络尚未建立和健全；大多数患者得不到训练有素的糖尿病专科医生的治疗，医病变患合作才能治好糖尿病这一要领未能实现；糖尿病患者多数只是一味追求寻医吃药的形式治疗；更有患者只是追求“神丹妙药”“祖传秘方”、偏方乃至神奇古怪的巫医巫方，以为这样就能治好糖尿病。其实这样做既承担了过多不必要的经济负担，造成金钱的浪费，又达不到疾病治疗的目的。实际上，能清楚了解自己疾病的患者并不多。有相当数量的患者长期满足于形式上的治疗而不问疗效，不监测血糖、尿糖，不懂得长期慢性高血糖对自身产生毒性进而带来多器官结构和功能改变，更未能早期觉察治疗不达标的危害，任凭多系统并发症在自身产生和发展。

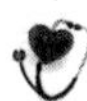

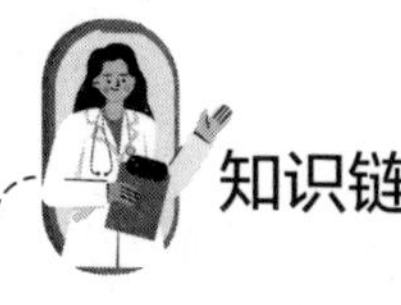

知识链接

昂贵的糖尿病并发症治疗费用

中华医学会糖尿病学分会（CDS）曾公布的一项调查结果显示：中国糖尿病导致的直接医疗开支占全国医疗总开支的13%，达1734亿元，是非糖尿病患者的3～4倍。病程10年以上患者的医疗开支比病程1～2年患者高460%。糖尿病患者的医疗支出是同年龄同性别无糖尿病患者的9倍。病程10年以上患者家庭收入的22%用于糖尿病治疗。

（3）长期治疗不达标，多脏器功能受损甚至致残、致死　临床实践证明，长期治疗不达标，任凭并发症发生发展，其危害和后果必然是多脏器，尤其是重要脏器功能受损。心、脑血管病变和糖尿病肾病已成为糖尿病患者的主要致死原因，糖尿病视网膜病变已成为眼科主要致盲原因。到了这个阶段，那些难治性并发症已缺少扭转乾坤的特效疗法，恢复脏器功能的治疗也很棘手，不仅极大地增加了家庭的医疗支出，而且加深了患者的痛苦，更会致残、致命。

因此，应保证糖尿病患者治必达标，才能有效防治并发症的发生、发展。

第八节　糖尿病的控制目标是什么？

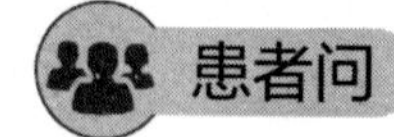

大夫，糖尿病患者的血糖控制在什么范围算合格呢？我发现身边的“糖友”们去正规医院就诊后，大夫告诉我们血糖控制的范围不尽一样，是和我们的年龄有关吗？还和什么因素有关呢？

制定 2 型糖尿病患者综合调控目标（表 1-1）的首要原则是个体化，应根据患者的年龄、病程、预期寿命、并发症和合并症病情严重程度等进行综合考虑。

表 1-1　中国 2 型糖尿病的控制目标

指标	目标值
血糖/(mmol/L)	
空腹	4.4～7.0
非空腹	<10.0
糖化血红蛋白/%	<7.0
血压/mmHg	<130/80
总胆固醇/(mmol/L)	<4.5
高密度脂蛋白胆固醇/(mmol/L)	
男性	>1.0
女性	>1.3
甘油三酯/(mmol/L)	<1.7
低密度脂蛋白胆固醇/(mmol/L)	
未合并动脉粥样硬化性心血管疾病	<2.6
合并动脉粥样硬化性心血管疾病	<1.8
体质指数/(kg/m^2)	<24.0

糖化血红蛋白是反映长期血糖控制水平的主要指标之一。对大多数非妊娠成年 2 型糖尿病患者而言，合理的糖化血红蛋白控制目标为<7%。对于病程较短、预期寿命较长、没有并发症、没有合并心血管疾病的患者在没有低血糖或其他不良反应的前提下制定更严格的糖化血红蛋白控制目标<6.5%。有严重低血糖史、预期寿命较短、有显著的微血管或大血管并发症，或有严重合并症、糖尿病病程很长、尽管进行了糖尿病自我管理教育、适当的血糖监测、接受有效剂量的多种降糖药物包括胰岛素治疗，仍很难达到常规控制目标的患者制定相对宽松的糖化血红蛋白目标为<8%。

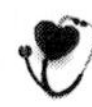

综合评估老年糖尿病患者的健康状况是确定个体化血糖控制目标和治疗策略的基础，血脂、血压也是如此。对相对健康的老年糖尿病患者，如果仅使用致低血糖风险低的口服降糖药物治疗，可以考虑将糖化血红蛋白控制在接近正常水平；对于健康中度受损或健康状态差的老年糖尿病患者，可以酌情放宽血糖的控制目标，但应避免高血压引发的症状及可能出现的疾病并发症。见表 1-2。

表 1-2　根据患者健康状况分层的老年糖尿病患者血糖、血压、血脂的治疗建议

患者临床特点/健康状况	评估	合理的HbA1c目标/%	空腹或餐前血糖/(mmol/L)	睡前血糖/(mmol/L)	血压/mmHg	血脂
健康(合并较少的慢性疾病,完整的认知和功能状态)	较长的预期寿命	<7.5	5.0～7.2	5.0～8.3	<140/90	使用他汀类药物，除非有禁忌证或不能耐受
复杂/中等程度的健康(多种并存的慢性疾病,或2项以上的日常活动能力受损,或轻到中度的认知功能障碍)	中等长度的预期寿命,高治疗负担,低血糖风险较高,跌倒风险高	<8.0	5.0～8.3	5.6～10.0	<140/90	使用他汀类药物，除非有禁忌证或不能耐受
非常复杂/健康状况较差(需要长期护理,慢性疾病末期,或2项以上的日常活动能力受损,或轻到中度的认知功能障碍)	有限的预期寿命,治疗获益不确定	<8.5	5.6～10.0	6.1～11.1	<150/90	评估使用他汀类药物的获益(二级预防为主)

血糖控制应权衡利弊，实行个体化，在保障安全的前提下实现血糖达标。低血糖风险较高或尚无低血糖风险意识的儿童患者可适当放宽标准；当餐前血糖和 HbA1c 之间出现矛盾时，则应考虑加用餐后血糖值来评估。儿童和青少年 1 型糖尿病控制目标见表 1-3。

表 1-3 儿童和青少年 1 型糖尿病控制目标

年龄	血糖目标值范围/(mmol/L)		HbA1c/%	原因
	餐前	睡前/夜间		
幼儿至学龄前期（0～6 岁）	5.6～10.0	6.1～11.1	<8.5 且 >7.5	脆性，易发生低血糖
学龄期（6～12 岁）	5.0～10.0	5.6～10.0	<8	青春期前低血糖风险相对高，而并发症风险相对低
青春期、青少年期（13～19 岁）	5.0～7.2	5.0～8.3	<7.5	有严重低血糖风险；需要考虑发育和精神健康；如无过多低血糖发生，能达到 7% 以下更好

第九节 怎样控制糖尿病?

大夫，这糖尿病这么多危害，我该怎么控制？除了把血糖控制好，还有其他注意事项吗?

从上面的内容可以看出，糖尿病是一种进展性的终身性疾病，单纯依靠药物治疗，没有饮食、运动等生活方式的配合以及对待糖尿病的正确态度，是无法实现血糖良好控制的。糖尿病的管理要集医生、护士、营养师、患者、家庭、社会等的共同参与。首先要求这些管理的实施对象——糖尿病患者具有对糖尿病的正确认识，应

该在日常生活中坚持合理的生活方式，用科学的方法管理疾病，用良好的心态对待疾病，与医生积极配合按时随诊，提高对治疗方案的依从性。

糖尿病治疗应该采取综合性的治疗策略。“综合性”有两方面的含义。

其一，糖尿病治疗包括医学营养（饮食）治疗、运动治疗、糖尿病自我管理教育、药物治疗以及血糖监测五项具体治疗措施，这五项综合治疗措施被形容为“五驾马车”，缺一不可，它们并驾齐驱才能获得理想的治疗效果。

其二，糖尿病治疗的目的是通过上述治疗措施，纠正糖、蛋白质、脂肪、水、电解质代谢紊乱，防止急性并发症和预防慢性并发症的发生，因此治疗过程中除了降糖治疗纠正糖代谢紊乱外，还包括纠正其他代谢紊乱如高血压、高血脂、肥胖等，在降糖治疗的同时还要协同抗高血压药物、调脂药物，必要时减重，甚至戒烟限酒、抗血小板聚集等综合措施，来降低糖尿病慢性并发症发生的各项危险因素，从而获得良好的生存质量和满意的预期寿命。

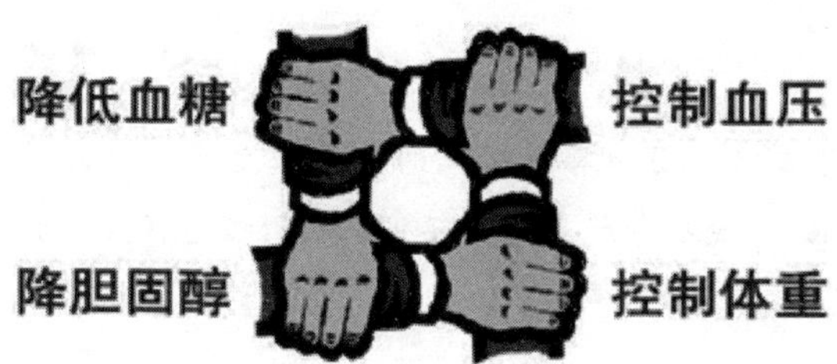

所以，对于糖尿病患者，只有持之以恒坚持治疗，及时了解病情进展（做好各项监测指标的记录），把糖尿病当作朋友，善待其一生，才能与它和平共处，避免并发症的发生和发展。

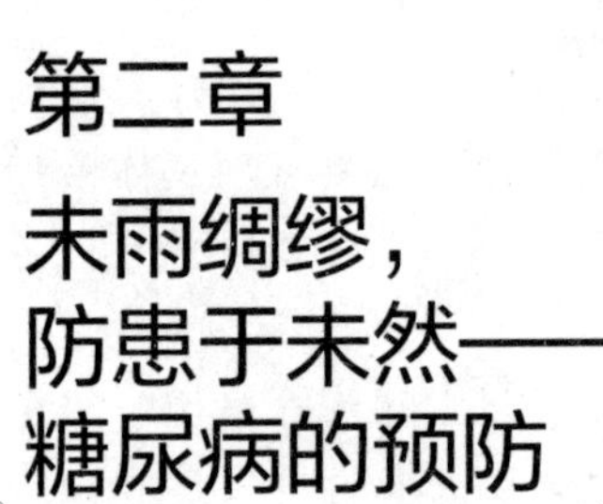

第二章 未雨绸缪，防患于未然——糖尿病的预防

第一节　哪些人容易患糖尿病?

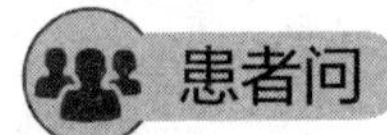

大夫，现在发现身边患糖尿病的人越来越多，以前一直认为糖尿病是“老年病”，现在却越来越年轻化，我们该怎样及早预防、及早发现呢?

医生答

随着全球糖尿病患病率的日趋增高，人们对于影响糖尿病发生的危险因素的探索也从未终止。各国学者们一直致力于揭示糖尿病发病的危险因素，同时对糖尿病高危人群及早进行糖尿病筛查，以期减少糖尿病的发生及延缓糖尿病的发展。

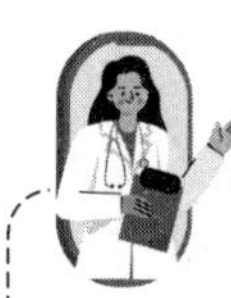

专家提示

保持良好生活习惯，预防糖尿病发生

有糖尿病知识的2型糖尿病患者有责任和义务督促家族中一级亲属摒弃不健康的生活方式，培养良好的生活习惯，如合理饮食、运动、戒烟、预防肥胖或积极减重、保持良好心态等，监督有糖尿病高危因素者定期检测血糖。

下列人群是患糖尿病的高危人群：

① 有糖调节受损史，既往有过空腹血糖≥6.1mmol/L 或 75g OGTT 服糖后 2h 血糖≥7.8mmol/L。

② 年龄≥45 岁（随着年龄增加，糖尿病的患病率逐渐增长）。

③ 超重（BMI≥24kg/m^2）、肥胖（BMI≥28kg/m^2），男性腰围≥90cm，女性腰围≥85cm。

④ 2 型糖尿病患者的一级亲属（如父母、兄弟、姐妹等直系亲属）患病的机会较其他人高出 5 倍或以上。

⑤ 高危种族（中国人是糖尿病的易患人种）。

⑥ 有巨大儿（出生体重≥4kg）生产史，有妊娠糖尿病史的妇女。

⑦ 高血压（血压≥140/90mmHg），或正在接受抗高血压治疗者。

⑧ 血脂异常（HDL-C≤0.91mmol/L）及 TG≥2.22mmol/L，或正在接受调脂治疗者。

⑨ 心脑血管疾病患者（中国冠心病患者 80%存在糖代谢异常）。

⑩ 有一过性糖皮质激素诱发糖尿病病史者。

⑪ BMI≥28kg/m^2 的多囊卵巢综合征（PCOS）患者。

⑫ 严重精神病和（或）长期接受抗抑郁症药物治疗的患者。

⑬ 静坐（运动少）、过于“西化”的生活方式（食物中反式脂肪酸含量高，升高 LDL 胆固醇）。

具有上述情况的人应进行糖尿病筛查（空腹血糖或 OGTT），如筛查结果正常，3 年后重复检查。

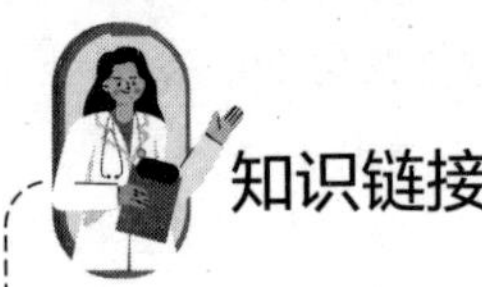

肥胖诊断标准

腹型肥胖又称中心性肥胖，是指脂肪在腹部的特别堆积，表现为腰围增加。其脂肪主要沉积在腹部皮下及腹腔内，腰围往往大于臀围。中国男性腰围≥85cm，女性腰围≥80cm 为腹型肥胖。久坐容易造成腹型肥胖。腹型肥胖患者患并发症（如糖尿病、脂肪肝、心血管疾病、呼吸道疾病、高血压等）的危险性要比全身性肥胖者大。

体重指数（BMI）是用体重千克数除以身高米数的平方得出的数字，是目前国际常用的衡量人体胖瘦程度及是否健康的一个标准。用公式表示为：BMI＝体重（kg）/身高^2（m^2）。中国人 BMI 正常值是 18.5～23.9，体重过低＜18.5，超重≥24，轻度肥胖 25～30，重度肥胖 31～40，重度肥胖＞40。

针对超重（相对于同性别、同年龄人群，BMI 超过 85 个百分点）的儿童及青少年，合并以下任意 2 项指标易患糖尿病：

① 家族中一级或二级亲属患有糖尿病；

② 高风险种族；

③ 胰岛素抵抗特征（如黑棘皮病、高血压、血脂异常、多囊卵巢综合征等）；

④ 母亲妊娠时有糖尿病史或诊断为妊娠糖尿病。

有以上易感因素的儿童宜从 10 岁开始每隔 3 年进行糖尿病的筛查，以期达到“早发现、早诊断、早治疗”的目的。

第二节　糖尿病有哪些临床征兆?

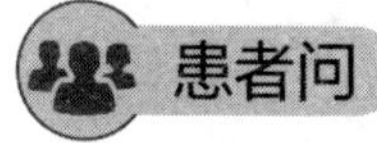

大夫，现在通过电视、网络等这些媒体的宣传我们了解到糖尿病往往会有“三多一少”的症状，是不是所有糖尿病患者都是这些症状呢？糖尿病还会有其他的症状吗？

医生答

早期的糖尿病患者60%可能没有症状，像正常人一样。随着胰岛素的缺乏或失效，血糖上升，症状有可能变得明显。因血糖上升，过量的葡萄糖由尿液排出，尿糖升高，尿液黏，滴在地板上粘鞋底，患者会有尿量增多、饮水多、口渴的表现。由于体内细胞组织未能有效使用葡萄糖，呈现类似饥饿状态，患者会出现易饥多食、容易疲倦的现象。细胞为了获得能量，将体内的蛋白质及脂肪分解为葡萄糖利用，使患者体重下降。血糖上升使患者免疫力降低，导致细菌容易入侵，患者受感染的机会增加，常见的有反复发生皮肤疮、疖、痈，肛门周围脓肿，外耳道感染，牙龈炎，反复的泌尿系统感染，严重的发生肺结核、肺脓肿、肝脓肿等；创伤或手术伤口不易愈合，甚至原有的手术瘢痕处发生化脓感染；女性外阴瘙痒、阴道炎、盆腔炎；皮肤感觉异常，有麻木、针刺、蚁走感，出汗异常，性功能障碍。高血糖影响眼晶体折射，患者会感到视力下降，尤其看近物时视物不清。未发现糖尿病时，有的患者会发生餐前饥饿感、心慌、手抖等反应性低血糖症状，这是由于体内胰岛素在餐前不适当分泌增多造成的。

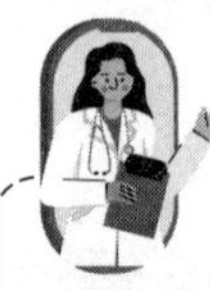

知识链接

反应性低血糖

反应性低血糖又称为餐后低血糖，临床表现为发作性的心慌、出汗、乏力以及“不自主”感。多出现在餐后的 2～4h 后或下一餐前。反应性低血糖是 2 型糖尿病的早期表现，发现反应性低血糖对于糖尿病的早期防治有指导意义。

糖尿病性反应性低血糖的原因并不是血糖低，而是胰岛素的分泌高峰延迟。产生的机制为患者进餐时当血糖进入高峰时胰岛素却未对应进入高峰阶段，胰岛素分泌量偏少，低于正常人，当下一餐前血糖峰值降低时胰岛素却逐渐进入高峰期，从而导致反应性低血糖。

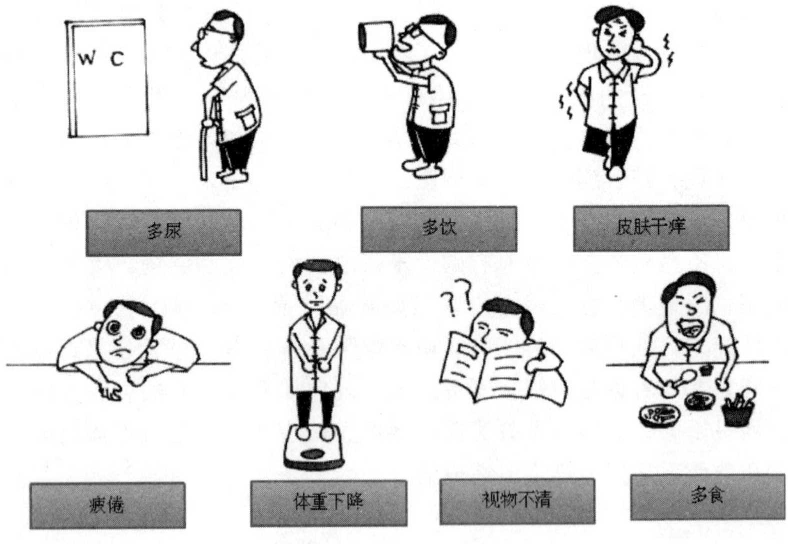

糖尿病患者能得到及早诊断、及时治疗，对于预防各种并发症

是极为重要的。因此提醒大家，有糖尿病易患因素或有糖尿病临床征兆者应及早到医院进行检查确诊。

第三节　如何预防糖尿病？

大夫，现在糖尿病的发病率这么高，我们平时生活上应该怎么做才能有效预防糖尿病呢？

糖尿病防治中有三级预防，一级预防的目标是预防糖尿病的发生，二级预防的目标是在已诊断的糖尿病患者中预防糖尿病并发症的发生，三级预防的目标是减少已发生的糖尿病并发症的进展，降低致残率和死亡率，并改善患者的生存质量。这里主要介绍如何预防发生糖尿病。

针对糖耐量减低（IGT）的糖尿病高危患者，即已发生血糖异常但还没有达到糖尿病诊断标准的患者，许多研究显示，给予强化的生活方式干预可显著延迟或预防2型糖尿病的发生。中国大庆糖尿病预防研究和美国预防糖尿病计划（DPP）研究：生活方式干预组推荐患者摄入低脂饮食（脂肪在总热量中占有的比例＜25％），如果体重减轻未达到标准，则进行总热量限制。生活方式干预组中50％的患者体重轻了7％，74％的患者可以坚持每周至少150min中等强度的运动，生活方式干预3年可使IGT患者进展为糖尿病的风险下降58％。因此建议IGT患者通过饮食控制和运动来减少发生糖尿病的风险，并定期随访以确保能坚持下来，定期检查血糖，密切关注心血管疾病危险因素（如吸烟、高血压和血脂紊乱等），并给予适当治疗。

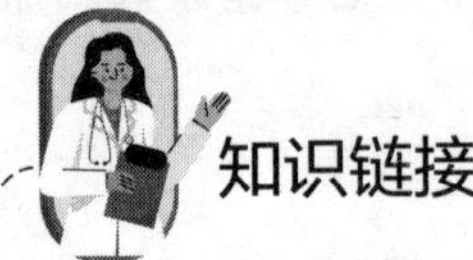

知识链接

大庆研究是世界上最早的研究生活方式干预预防糖尿病发病

中国大庆糖尿病预防研究开始于1986年，入组的是568名糖耐量减低（IGT）的患者，干预组进行强化生活方式干预6年，结束时干预组发生糖尿病的风险较对照组减少了51%。1992～2006年对20年前入组的受试者进行回访，未进行干预组93%发生了糖尿病，17%死于心血管疾病，干预组发生糖尿病的风险减少了43%，干预组比对照组发生糖尿病的时间晚3.6年，干预组心血管病死亡率比对照组降低34%，全因死亡降低19%。其结果提示：生活方式干预能够减少和延缓IGT患者发展成糖尿病，而且干预组6年期间养成的良好生活习惯终身受益。

生活方式干预具体要达到的目标如下：

① 使肥胖或超重者BMI达到或接近24kg/m^2，或体重至少减少5%～10%；

② 至少减少每日饮食总热量400～500kcal；

③ 饱和脂肪酸（动物脂肪）摄入占总脂肪酸摄入的30%以下；

④ 体力活动增加到250～300分钟/周。不推荐使用药物干预的手段预防糖尿病。

具有其他易患糖尿病的高危因素而未出现血糖升高者，必须做到“多懂点、少吃点、勤动点、放松点”。多懂点：增加对糖尿病病因、症状、并发症、预防和治疗方法的了解。少吃点：避免热量摄取过多，尤其减少脂肪在每日饮食热量中所占比例，减少动物脂肪摄入，避免肥甘厚味，多吃粗粮和青菜，少喝酒，不吸烟。勤动点：加强体育锻炼，避免超重或肥胖。放松点：保持平常心态，避

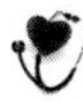

免心理应激。预防糖尿病主要应采取改变不科学、不健康的生活方式，提倡合理饮食、适量运动、戒烟限酒、心理平衡等健康行为，不鼓励药物预防措施，但应定期查血压、血脂、血糖，不放弃健康体检的机会。血压及血脂升高者，进行低盐、低脂肪饮食，减轻精神压力，必要时进行药物治疗。

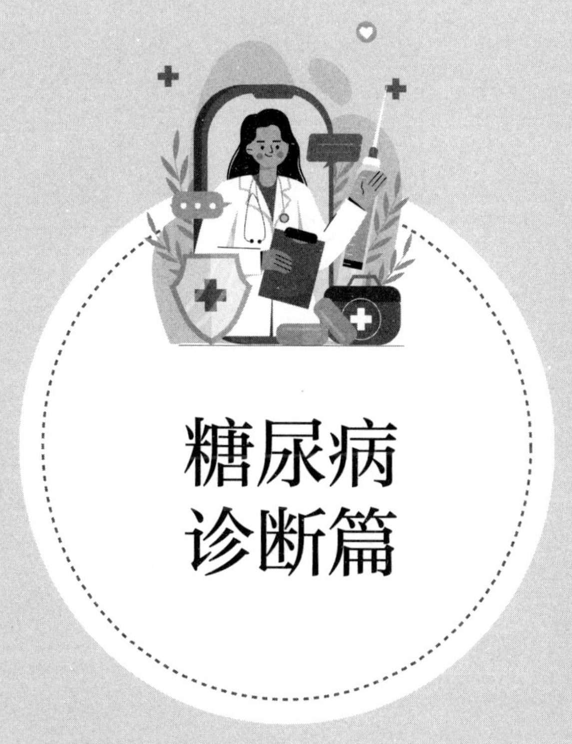

糖尿病诊断篇

疾病检查是疾病诊断的关键和依据，一个精确的诊断对于疾病的治疗有着重要的意义。

疾病能够确诊相当于治愈已经有了一半的希望。由于疾病不能确诊，每年都有很多患者由于贻误病情而给自己及家人造成终身的遗憾。那么，精确的诊断如何开始呢？请仔细看看专家的针对性讲述。

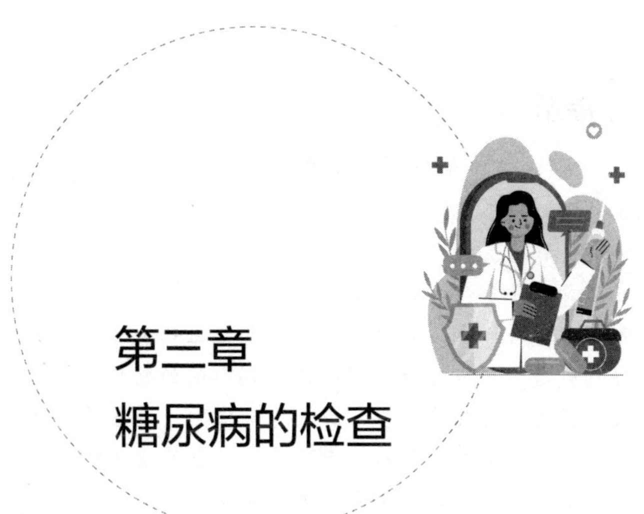

第三章 糖尿病的检查

第一节　糖尿病患者需要做哪些检查?

大夫，现在我已经确诊糖尿病了，是不是平时在家检测手指血糖就可以了？还需要做其他的检查吗？

医生答

（1）初诊的糖尿病患者进行下列项目检查

① 体格检查：记录身高、体重、体重指数（BMI）、腰围、血压和足背动脉搏动。

② 化验检查：空腹血糖、餐后血糖、糖化血红蛋白（HbA1c）、甘油三酯（TG）、总胆固醇（TC）、高密度脂蛋白胆固醇（HDL-C）、低密度脂蛋白胆固醇（LDL-C）、肝功能和肾功能、尿常规。

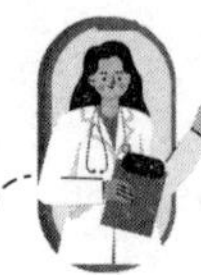

专家提示

重视餐后血糖

影响餐后血糖水平的因素很多，主要包括胰岛B细胞第一时相分泌功能，肝脏、肌肉及脂肪对胰岛素的敏感性，胃肠道消化吸收功能，进食量和食物成分，食物烹调方法，摄食速度等。受其影响，餐后血糖波动较大。大量的基础研究证实，波动性高血糖可引起多种与动脉粥样硬化发病有关的病理生理变化和内皮功能损害。因此检测餐后血糖尤为重要。其重要性体现在：其一，通过测量餐后血糖，指导患者对每餐食物种类和量的选择；其二，控制好餐后高血糖可以减少血糖波动，降低糖尿病大血管并发症的发生风险。

③ 特殊检查：眼底检查、心电图和神经病变相关检查。应做胰腺超声或CT排除胰腺占位。如怀疑1型糖尿病应做胰岛细胞自身抗体（ICA）、胰岛素自身抗体（IAA）、谷氨酸脱羧酶抗体（GAD）和人胰岛细胞抗原2抗体（IA-2A）等自身抗体测定，及胰岛素和C肽释放试验评价胰岛B细胞功能。

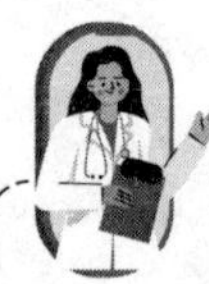

知识链接

糖化血红蛋白和C肽

糖化血红蛋白（HbA1c）是红细胞内的血红蛋白和葡萄糖经过缓慢而不可逆的不需酶促反应结合而形成的一种糖蛋白。它反映2～3个月前体内血糖的平均水平，正常值4%～6%。它是糖尿病患者长期血糖控制的重要监测指标之一。2020版最新《中国2型糖尿病防治指南》已将糖化血红蛋白≥6.5%纳入糖尿病诊断标准。

C 肽是胰岛 B 细胞分泌的胰岛素原水解产生的，它的测定不受注射的外源性胰岛素影响，评价 B 细胞分泌胰岛素的能力比测定胰岛素更可信。

（2）糖尿病患者随诊时的检查项目　建议患者每季度到医院随诊一次，记录体重、血压、足背动脉搏动；化验空腹及餐后血糖、HbA1c、尿常规；服用降脂药物的患者化验血脂、肝功能。每年对初诊时的检查项目进行一次全面随访。

（3）针对并发症的检查

① 糖尿病酮症酸中毒：发生酮症酸中毒时要化验血常规、血酮体、尿酮体、电解质、肝肾功能、血气分析，做心电图等。

② 糖尿病视网膜病变：糖尿病患者首次就诊要进行眼底检查（检眼镜检查或眼底照相），1 型糖尿病发病 3 年后每年做眼底检查 1 次，2 型糖尿病确诊后每年检查 1 次，已发生视网膜病变者，每 3～6 个月检查一次，有增殖期视网膜病变要做眼底荧光造影，光凝治疗后每隔 2～4 个月随诊 1 次。

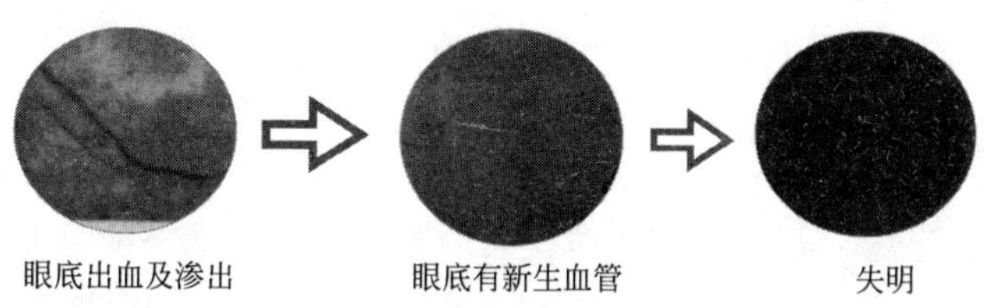

③ 糖尿病肾病：在确诊糖尿病后每年都应做肾脏病变的筛检。最基本的检查是尿常规，检测有无尿蛋白。这种方式简便，有助于发现明显的蛋白尿及其他一些非糖尿病性肾病，检测尿微量白蛋白或测定尿白蛋白与肌酐的比值（ACR）可发现早期糖尿病肾病。如结果异常，则应在 3 个月内重复检测以明确诊断。并每年检测血清肌酐浓度，并计算 GFR。确诊前必须除外其他肾脏疾病，必要时需做肾穿刺病理检查。

④ 糖尿病神经病变；做详细的糖尿病足部检查（望诊、足背

动脉和胫后动脉搏动触诊、腱反射、震动觉、痛觉、温度觉和单尼龙丝触觉），必要时做神经传导速度、神经肌电图检查。怀疑糖尿病性心脏自主神经病变时的检查项目包括心率变异性、Valsalva 试验（最长 R-R 间期与最短之比）、握拳试验（持续握拳 3min 后测血压）、体位性血压变化测定、24h 动态血压监测、频谱分析等。

⑤ 糖尿病性大血管病变：采用血管多普勒超声（颈动脉、肾动脉、下肢动脉等）检查大动脉粥样硬化程度，踝动脉与肱动脉的比值检查下肢动脉硬化（ABI≤0.9 提示有明显的缺血；ABI>1.3 提示动脉有钙化）。必要时可进行经皮氧分压、血管造影或 CT、脑 MRI 或 MRA 检查。

第二节　糖尿病患者为什么要做肝功能检查?

大夫，为什么糖尿病患者要定期检查肝功能呢？是因为长期口服降糖药物对肝脏有不良反应吗？

医生答

肝脏是糖、蛋白质、脂肪代谢的重要场所，也是胰岛素发挥作用和分解代谢的主要部位，所以肝脏的功能与血糖代谢关系密切。此外，糖尿病患者多合并高脂血症、肥胖、非酒精性脂肪肝，出现肝功能异常的概率明显增加，即使没有任何症状，有些患者化验转氨酶也会几倍甚至几十倍的升高，因此糖尿病患者在确诊病情时应该做肝功能检查。同时，肝功能的状态也是选择糖尿病治疗方案的重要依据。所有的药物都需要经过肝脏解毒分解，肝功能异常会影响药物的代谢，比如给肝功能重度异常的患者服用双胍类降糖药，影响药物代谢导致双胍在体内堆积，就有可能诱发乳酸性酸中毒昏迷，甚至导致死亡。格列酮类降糖药物也有用药过程中发生肝损

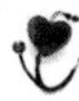

害，甚至暴发性肝坏死致死的病例。因此在糖尿病的长期用药过程中要定期检测肝功能。应用格列酮类降糖药物或降脂药物的患者开始应每月化验肝功能，没有异常的逐渐延长至每季度至半年复查一次。没有应用这些药物或治疗前肝功能正常的患者每年化验一次。肝功能检查内容包括谷丙转氨酶、谷草转氨酶、白蛋白/球蛋白、胆红素等。

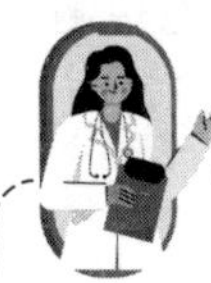

专家提示

肝功能与降糖药物

肝功能检查如果转氨酶水平超过3倍正常上限，或有严重肝功能不全的患者禁用口服降糖药物，避免影响药物的代谢及加重肝损害。同时建议积极完善检查进行肝损害的病因检查。

第三节　糖尿病患者为什么要做肾功能检查?

大夫，我们糖尿病患者之间都传言“二甲双胍会伤肾”，这是真的吗？我们到医院复查，医生检查肾功能是因为我们服用二甲双胍这个原因吗？

医生答

肾脏是人体重要的排泄器官，多余的葡萄糖及胰岛素的代谢产物都要经过肾脏排泄。肾脏功能降低的患者胰岛素代谢速度减慢，在体内发挥降糖作用的时间延长，患者发生低血糖的机会就会增加，选择降糖治疗方案时应酌情减少药物剂量，尽量避免发生低血糖。同时，所有降糖药物的代谢产物也要经过肾脏排泄，肾功能降低时，药物的排泄速度减慢，容易在体内蓄积，既加重了肾脏负担，也增加了药物的不良反应，因此糖尿病患者在治疗前应做肾功能检查，及时发现有无糖尿病肾病及其他慢性肾病发生，评价肾功能水平后确定治疗方案。肾功能检查内容包括尿常规、尿蛋白、血肌酐、血尿素氮等，如果有肾功能异常，应该选择经肾排泄少的药物，如格列喹酮、瑞格列奈、胰岛素等。治疗期间对肾功能检测频率与肝功能一样。

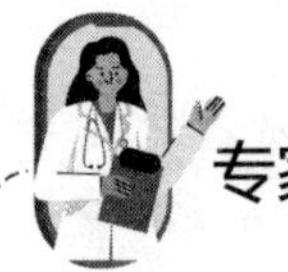

专家提示

二甲双胍与肾功能

二甲双胍主要以原型经肾脏从尿中排出，口服后24h肾脏的排泄率可达90%，肾小管排泄是二甲双胍的主要清除途径。二甲双胍降糖的同时可产生乳酸，肾功能不全的糖尿病患者容易引起二甲双胍和乳酸在体内蓄积，从而增加乳酸性酸中毒风险，建议肌酐清除率＜45mL/min或肾小球滤过率＜45mL/(min·1.73m^2)的患者应避免使用二甲双胍，因此，二甲双胍本身对肾脏并没有损害。

第四节　糖尿病患者为什么要做血脂检查?

大夫，您说糖尿病是和肥胖有关系，我姐姐身材偏瘦就没有糖尿病，我和我妈妈胖就有糖尿病，您可以给我分析一下这两者之间的关系吗?

血脂检查包括甘油三酯（TG）、总胆固醇（TC）、高密度脂蛋白胆固醇（HDL-C）、低密度脂蛋白胆固醇（LDL-C）及载脂蛋白。血脂异常和 2 型糖尿病患病明显相关，它既是糖尿病的临床表现，又与糖尿病的患病率增加有关。我国血脂异常人群中糖尿病患病率达 18%，糖尿病患者中 50%合并血脂异常。其中最多见的是甘油三酯升高。而 LDL-C 升高是动脉粥样硬化的最重要的危险因素，其次是 HDL-C 降低。糖尿病患者尤其 2 型糖尿病患者最常见的慢性并发症是大血管粥样硬化，60%～80%患者死于心脑血管并发症，因此预防大血管病变的发生，降低糖尿病患者的死亡率，积极检测、防治高脂血症有着重要的意义。糖尿病已经并发冠心病的患者，LDL-C 的控制目标甚至要低于正常人水平，从而达到预防心肌梗死和降低心血管死亡风险的目的。

糖尿病患者应根据血脂异常情况及 ASCVD（冠状动脉粥样硬化性心血管疾病）危险程度，确定个体化的治疗目标及措施。血脂管理的基本方法包括生活方式干预、应用调脂药物、定期监测。生活方式干预不仅有助于降低胆固醇水平，还可对血糖、血压及整体心血管健康状况产生有益影响，是糖尿病患者血脂管理的基础，应贯穿于 2 型糖尿病治疗的全过程。一些轻度血脂异常的患者，经过有效生活方式干预可将血脂控制在理想范围。经过积极生活方式干预仍不能改善血脂状况的患者，需加用降脂药物治疗。

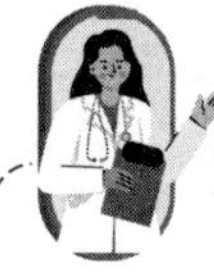

知识链接

降脂药物的正确选择

目前临床常用的降低胆固醇治疗药物中，他汀类药物是首选。对于一种他汀类药物不耐受的患者，可以换用另一种他汀类药物。2型糖尿病患者合并血脂异常经调脂治疗达标后，仍需长期维持治疗。如患者的高脂血症表现为严重的高甘油三酯血症（TG>5.6mmol/L），可在生活方式干预的基础上首选降甘油三酯的药物，如贝特类，以减少急性胰腺炎的风险。由于他汀类和贝特类降脂药物联合使用有增加肌溶解和肝损害的不良反应，故不建议两者联合使用。

第五节　糖尿病患者为什么要关注血压？

大夫，我最近在医院复查糖尿病时发现血压升高，医生建议服用抗高血压药物，目前已经服用两种降糖药物了，我担心服用抗高血压药物后就得一直服用，能不能暂时不治疗高血压？

医生答

高血压定义：在未使用抗高血压药物的情况下，非同日3次测量诊室血压：收缩压（SBP）≥140mmHg，舒张压（DBP）≥90mmHg，或正在服用抗高血压药物，血压低于140/90mmHg，均诊断为高血压。家庭血压监测（HBPM）的高血压诊断标准为≥135/85mmHg。

糖尿病患者中20%～40%合并高血压，是一般人群的1.5～2倍。高血压往往起病隐匿，有些患者没有自觉症状，仅在查体时发现。高血压和糖尿病共同存在时，会加重脑血管病、糖尿病性心脏病、下肢动脉粥样硬化、糖尿病肾病、糖尿病视网膜病变的发生和发展，突发心、脑血管事件的危险性也明显增加。糖尿病高血压研究（HDS）对3648例新诊断的2型糖尿病患者研究发现，与血糖、

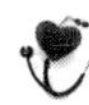

血压正常者比较，有糖尿病而血压正常的患者其发生心血管事件的危险性增加 2 倍，而有高血压的糖尿病患者的危险性则增加 4 倍；经过平均 4.6 年随访，糖尿病合并高血压的患者发生脑血管病的危险性增加 200%，心肌梗死的危险性增加 50%。因此通过监测血压，及早发现隐匿性高血压，尽早进行降压治疗，可以防止或延缓上述并发症的发生，降压、降糖治疗同样重要。

怎么会血压高
呢?我老公只
有糖尿病啊
糖尿病患者也
该多注意血压

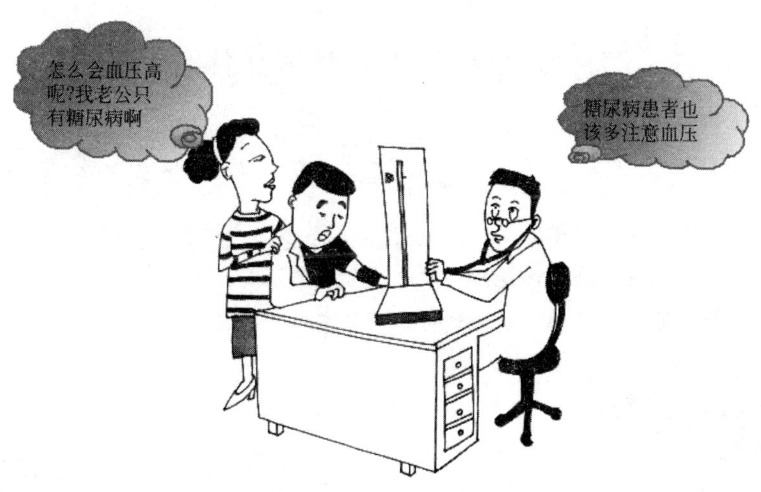

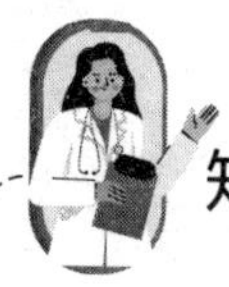

知识链接

什么是家庭血压监测

家庭血压监测（HBPM）指由患者在家自我测量血压，也可由家庭成员协助完成测量血压。家庭血压监测用于一般高血压患者的血压监测，可鉴别白大衣高血压、隐蔽性高血压和难治性高血压。

白大衣高血压是指有些患者在医生诊室测量血压时血压升

高，但在家中自测血压或24h动态血压监测（由患者自身携带测量装置，无医务人员在场）时血压正常。这可能是由于患者见到穿白大衣的医生后精神紧张，血液中出现过多儿茶酚胺，使心跳加快，同时也使外周血管收缩，阻力增加，产生所谓“白大衣效应”，从而导致血压上升。

第六节　糖尿病患者为什么要关注体重?

大夫，我已经诊断糖尿病10年了，目前服用降糖药物血糖控制基本达标，但每次到医院复诊，医生都会强调减重，我的体型从小就胖，这与糖尿病有关系吗？血糖达标还有必要减重吗？

医生答

糖尿病的患病率随着肥胖程度的增加而增加。我国流行病学资料显示：超重或肥胖人群中糖尿病患病率为3.37%，体重正常或消瘦者为0.76%。我国大约有30%人口体重在超重以上，糖尿病患者群中50%超重或肥胖，80%的患者在确诊糖尿病时就伴有肥胖。已有大量资料表明肥胖是2型糖尿病、心血管疾病、高血压病、痛风、胆石症、腹部疾病、内分泌疾病和某些癌症的重要危险因素。肥胖可以导致或加重胰岛素抵抗，使胰岛素的降糖作用减低。通过减重治疗可明显改善胰岛素敏感性，减少降糖药物的使用剂量，改善肥胖相关的代谢异常。世界卫生组织的数据提示：2型糖尿病患者会因为肥胖减少8年的预期寿命。因此体重已成为一项重要的监测指标被纳入糖尿病控制目标范围。

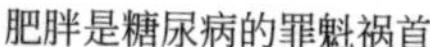

肥胖是糖尿病的罪魁祸首

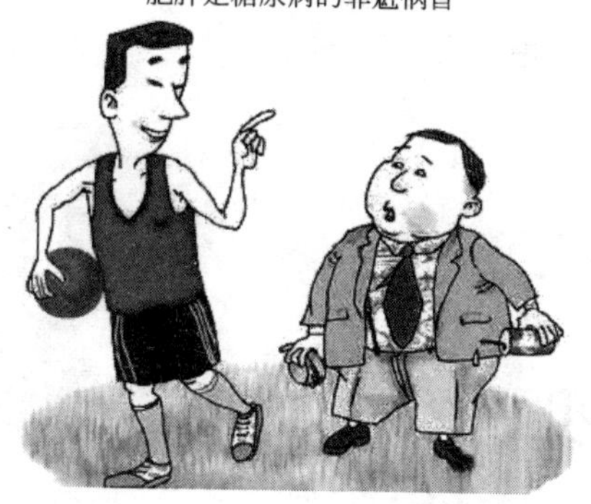

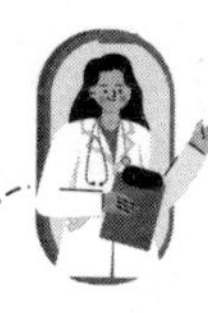

专家提示

家中必备体重秤

为保持家庭成员的健康，体重秤应该是现代家庭的必备物品。每天或每周 1～2 次测量体重既可以协助保持良好身材，又可以量化减重疗效，针对糖尿病患者还可以衡量疾病控制是否达标，监测降糖药物有没有引起体重增加的不良反应，是一种简单易行、科学有效的监测方法。

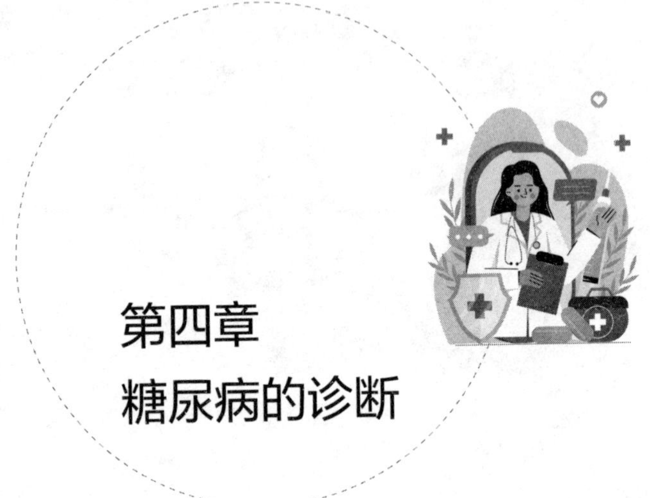

第四章 糖尿病的诊断

第一节　糖尿病的诊断根据是什么？

大夫，我在家测空腹的手指血糖，比较高，但是我去医院抽了个空腹的血，血糖又不高了。根据我目前的情况能不能诊断糖尿病？

医生答

我国目前采用世界卫生组织（WHO 1999 年）糖尿病诊断标准和糖代谢状态分类标准以及糖尿病分型标准。

（1）糖尿病的诊断标准

① 有典型糖尿病症状（高血糖导致的多尿、多饮、多食、体重下降）＋随机血糖检测≥11.1mmol/L 或空腹血糖（FBP）≥7.0mmol/L 或葡萄糖负荷（75g OGTT）后 2h 血糖≥11.1mmol/L。

注意：空腹状态指隔夜清晨至少 8h 没有进食；随机血糖指不

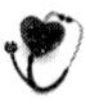

考虑上次用餐时间，一天中任意时间的血糖；75g OGTT 是指清晨空腹口服溶入 250～300mL 水中的 75g 无水葡萄糖，服糖前、服糖后 2h 取血检测血糖。

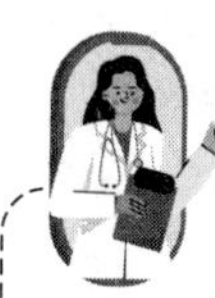

知识链接

口服葡萄糖耐量试验

口服葡萄糖耐量试验（OGTT）在早晨空腹进行，空腹时间不少于 10h，不超过 16h，试验时间在上午 7～9 时开始，受试者可饮水，尽量注意休息，避免剧烈体力活动，避免精神刺激及其他应激刺激。如有呕吐、恶心、晕厥等反应，应停止试验。最常用 75g 葡萄糖溶入 250～300mL 水，5min 内服完。1～1.5 岁 2.5g/kg，1.5～3 岁 2.0g/kg，3～12 岁 1.75g/kg，最大量不超过 75g。空腹及服糖后 2h 取血测血糖。试验前 3 天，每天碳水化合物摄入量不少于 150g。

② 无糖尿病症状者，需改日重复检查，再有至少两次血糖值达到以上数值方可诊断。

③ 2020 版《中国 2 型糖尿病防治指南》将糖化血红蛋白纳入糖尿病诊断标准。在有严格质量控制的实验室，采用标准化检测方法测定的糖化血红蛋白（HbA1c）≥6.5%作为糖尿病的补充诊断标准。

（2）糖代谢状态分类标准

① 正常血糖（NGT）：FBG＜6.1mmol/L，2h PBG＜7.8mmol/L。

② 空腹血糖受损（IFG）：FBG≥6.1 且＜7.0mmol/L，2h PBG＜7.8mmol/L。

③ 糖耐量减低（IGT）：FBG＜7.0mmol/L，2h PBG≥7.8 且＜11.1mmol/L。

④ 糖尿病（DM）：FBG≥7.0mmol/L，2h PBG≥11.1mmol/L。

注：FBG 为空腹血糖；2h PBG 为 75gOGTT 2h 血糖。

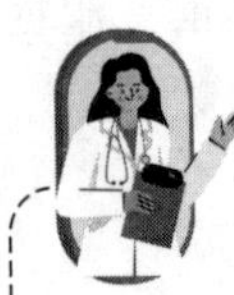

专家提示

切记不能用血糖仪诊断糖尿病

糖尿病的诊断必须依据静脉血浆葡萄糖的测定，而不能依靠指血或耳血血糖的检测结果。便携式血糖仪非常普及，个体门诊多数使用它为患者检测血糖。如既往没有糖尿病，用便携式血糖仪检测血糖升高后，必须到医院采集静脉血糖确诊，而后方可用药治疗。

（3）糖尿病分型　1 型糖尿病、2 型糖尿病、其他特殊类型糖尿病、妊娠糖尿病。

第二节　1 型糖尿病怎样诊断?

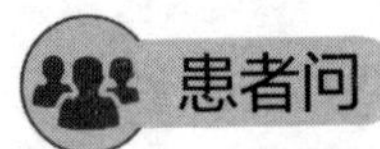

大夫，我才 30 岁，平时吃的也不多，也不胖，父母也都没有糖尿病，我怎么就得上糖尿病了呢?

医生答

目前认为 1 型糖尿病是在遗传易感性的基础上，外界环境因素（可能包括病毒感染）引发机体自身免疫功能紊乱，导致胰岛 B 细胞的损伤和破坏，数量明显减少，胰岛素分泌绝对不足，引发糖尿病。好发于儿童或青少年。患儿胰岛功能低下，胰岛素或 C 肽释放曲线低平，常伴有 B 细胞自身抗体阳性，包括抗胰岛细胞自身抗体（ICA）、胰岛素自身抗体（IAA）、谷氨酸脱羧酶抗体（GAD-Ab）

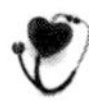

和人胰岛细胞抗原2抗体（IA-2A）等自身抗体。可伴有其他多种器官特异性抗体（如抗甲状腺抗体、抗核抗体等）阳性。我国0～14岁人群1型糖尿病的发病率约为0.6/10万，属低发病区，但由于我国人口基数大，故1型糖尿病患者的绝对数并不少。

其临床表现主要有以下几点。

① 起病较急，常因感染或饮食不当发病，可有家族史。

② 有明显多尿、多饮、多食和消瘦的三多一少症状。

③ 隐匿发病：患儿多表现为疲乏无力，遗尿（夜间尿床），食欲可降低。

④ 20%～40%的患儿以糖尿病酮症酸中毒急症就诊。

一旦确诊1型糖尿病，需终身胰岛素替代治疗。

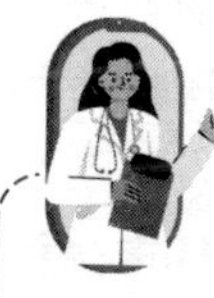

知识拓展

成人晚发型自身免疫性糖尿病

成人晚发型自身免疫性糖尿病（LADA）是一类具有遗传易感基因、胰岛自身抗体阳性、早期临床表现类似2型糖尿病（T2DM）、初诊后6个月内无需依赖胰岛素治疗的疾病。具有以下特点：

① 起病缓慢，早期临床表现类似，饮食控制或口服降糖药至少半年才有效；

② 多数患者发病年龄大于30岁，一般经数年后胰岛功能明显衰竭，需用较大剂量胰岛素治疗；

③ 特异性的自身免疫指标如抗胰岛细胞自身抗体（ICA）及谷氨酸脱羧酶抗体（GAD-Ab）可阳性。

LADA在临床上分为以下两个阶段。

① 非胰岛素依赖期：临床表现类似T2DM，发病6个月内无酮症，血糖短期内可用饮食和（或）口服降糖药控制。

② 胰岛素依赖期：起病后半年至数年后，出现胰岛B细胞功能进行性损害，口服降糖药继发失效，最终依赖胰岛素治疗。

第三节　2型糖尿病怎样诊断?

患者问

大夫，我有一位糖尿病朋友，医生说他是胰岛素依赖型糖尿病，每天吃饭都得打胰岛素，我刚检查血糖也特别高，我俩的糖尿病一样吗，是不是同一个类型？

2 型糖尿病是个发生机制复杂的疾病，目前为止确切的病因不明。它是一种多基因遗传病，患者有遗传因素作为背景，所以 2 型糖尿病有家族中多人发病的聚集现象。另外 2 型糖尿病的发生与现代生活方式息息相关。随着物质生活水平的提高，人们在日常生活中吃得多、吃得好（油脂多、食物精细），且活动量减少、运动消耗不足，过剩的葡萄糖滞留在血液中，血糖一天天增高。当血糖浓度达到一定的数值时，糖尿病就发生了。

2 型糖尿病有以下临床特点：

① 起病缓慢，做糖尿病筛查时，有半数以上患者无任何症状，而在检测血糖时发现，临床有些患者在手术前或因其他疾病住院检查时发现血糖高。有的确诊糖尿病时已有并发症存在，推测糖尿病病程已有 5～10 年。

② 多在 40 岁以上发病，但近几年在青少年中 2 型糖尿病患病率明显增加。

③ 起病时或病程早期口服降糖药物治疗有效。

④ 多伴有肥胖、高血压、高血脂、高尿酸等代谢异常。

1 型糖尿病和 2 型糖尿病的鉴别见表 4-1。

表 4-1　1 型糖尿病和 2 型糖尿病的鉴别

鉴别项目	1 型糖尿病	2 型糖尿病
占糖尿病患者比例	约占糖尿病患者的 5%	约占糖尿病患者的 95%
起病年龄	多见于青少年，30 岁以下	多见于成年，40 岁以上
起病方式	急，病情重，表现典型	缓，病情轻，表现不典型
起病时体重	消瘦，明显体重减轻	肥胖或正常
酮症倾向	酮症倾向明显	不易发生糖尿病酮症
自身抗体（GAD-Ab、ICA、IA-2）	多阳性	多阴性
血浆胰岛素水平	胰岛素或 C 肽释放曲线低平	血浆胰岛素正常或高胰岛素血症
治疗	终身胰岛素治疗	早期口服降糖药物治疗，病程 10 年左右时有些患者需要胰岛素治疗

第四节　妊娠糖尿病怎样诊断？

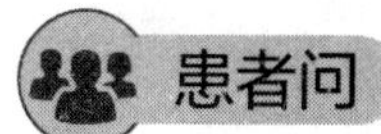

大夫，我媳妇产检发现血糖很高，之前没查过，这是以前血糖就高，还是怀孕导致的呢？这严重嘛，对孕妇和孩子有没有影响，现在该如何控制？

妊娠糖尿病（GDM）是指妊娠期首次发生和发现的不同程度的糖代谢异常，即妊娠妇女原来没有发现糖尿病，在妊娠期，通常是妊娠中后期才发现糖尿病。而在妊娠前已经患有糖尿病的情况，就是糖尿病患者的妊娠期，称为“糖尿病妊娠”。这是两个不同的概念。

下列人群是患妊娠糖尿病的高危人群：

① 有过妊娠糖尿病史；

② 肥胖；

③ 多囊卵巢综合征；

④ 糖尿病家族史；

⑤ 早孕期空腹尿糖阳性；

⑥ 巨大儿分娩史；

⑦ 无明显原因的多次自然流产史、胎儿畸形史及死胎史；

⑧ 新生儿呼吸窘迫综合征分娩史。

现在多发妊娠糖尿病，多检查，防患于未然。
孕前检查我没有糖尿病，不需要检查了吧？

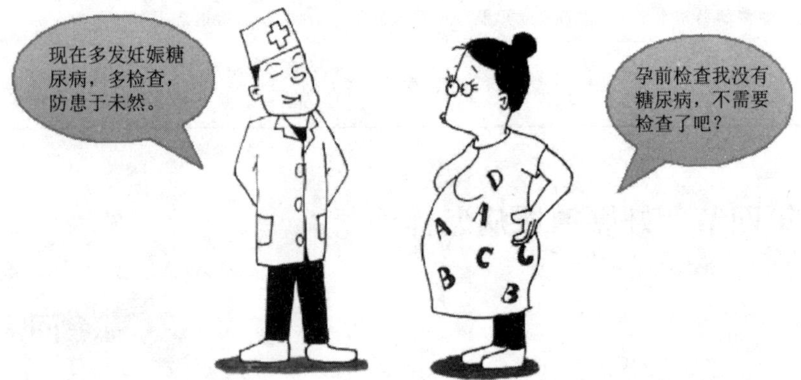

2011 版中国卫生部妊娠糖尿病诊断规范制定了中国妊娠糖尿病诊断新标准：

① 首次孕期就诊时测空腹血糖，如果空腹血糖≥7.0mmol/L，诊断孕前患有糖尿病。

② 首次孕期检查空腹血糖<7.0mmol/L 的孕妇，在妊娠 24～28 周进行妊娠糖尿病筛查，标准诊断方法用 75g OGTT 试验。如果空腹血糖≥5.1mmol/L，服糖后 1h 血糖≥10.0mmol/L，服糖后 2h 血糖≥8.5mmol/L，以上三个值中任何一项达到异常界值即可确诊妊娠糖尿病。

③ 针对资源缺乏的地区，在妊娠 24～28 周检查空腹血糖，空

腹血糖<4.4mmol/L 为正常；空腹血糖≥5.1mmol/L 为妊娠糖尿病；空腹血糖≥4.4mmol/L 且<5.1mmol/L 者做 75g OGTT 试验，按上述诊断标准确诊。

注意：妊娠中后期，胎盘分泌多种对抗胰岛素的激素，所以在这个时候容易出现糖尿病。

2010～2012 年全国 13 家医院进行的调查数据显示，我国妊娠糖尿病的患病率为 17.5%。随着妊娠糖尿病患病率的不断增加，以及对妊娠期高血糖造成母婴危害的深入研究，为了母亲和孩子的健康，所有妇女妊娠期间都应该按以上诊断规范进行妊娠糖尿病的筛查。

表 4-2 为妊娠期血糖控制标准。

表 4-2 妊娠期血糖控制标准

类别	血糖/(mmol/L)
空腹	3.3～5.6
餐后 2h	4.4～6.7
夜间	4.4～6.7
餐前 30min	3.3～5.8

妊娠期间高血糖的主要危害是围生期母婴临床结局不良和死亡率增加，包括母亲发展为 2 型糖尿病、胎儿在宫内发育异常、新生儿畸形、巨大儿（增加母婴在分娩时发生合并症与创伤的危险）和新生儿低血糖发生的风险增加等。

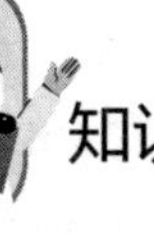

知识链接

（1）妊娠糖尿病对孕妇的影响

① 早期自然流产发生率增加 15%～30%。

② 易并发妊娠期高血压，为正常妇女的 3～5 倍。

③ 易合并感染，尤其是泌尿系感染。

④ 羊水过多，较非糖尿病孕妇多10倍，与胎儿高渗利尿有关。

⑤ 巨大儿可导致难产、产道损伤、手术产。

⑥ 易发生酮症酸中毒。

(2) 妊娠糖尿病对胎儿的影响

① 巨大儿，发生率达25%～40%。

② 胎儿生长受限，发生率为21%。

③ 早产，发生率为10%～25%。

④ 胎儿畸形，发生率为6%～8%。

⑤ 酮症影响胎儿智力。

(3) 对新生儿影响

① 新生儿呼吸窘迫综合征发生率增加。

② 新生儿低血糖。

③ 低钙血症、低镁血症。

通常多数妊娠糖尿病患者可通过严格的饮食管理和运动使血糖得到满意控制。如果经过严格的饮食管理和运动治疗后，仍然不能有效地控制血糖，就应该接受胰岛素的治疗。胰岛素可以快速有效地控制血糖，而且不通过胎盘，不会对胎儿造成影响，因此对母婴都是非常安全的，而口服降糖药却会通过胎盘或乳汁从而影响胎儿的正常发育，所以妊娠期绝对不允许用口服降糖药进行降糖治疗。多数患者分娩后随着胎盘激素的消失血糖恢复正常，可以停用胰岛素，继续监测血糖。分娩后血糖正常者应在产后6周行75gOGTT，重新评估糖代谢情况，并进行终身随访。出生后的胎儿要注意检测血糖，如果发现血糖<2.8mmol/L，及时补充葡萄糖。

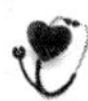

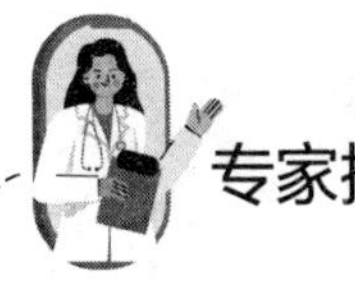

糖尿病孕妇注意事项

(1) 糖尿病患者受孕前应进行如下准备

① 全面检查血压、心电图、眼底、肾功能、HbA1c；

② 停用口服降糖药物，改用胰岛素控制血糖；

③ 严格控制血糖，加强血糖监测（餐前 3.9～6.5mmol/L；餐后 8.5mmol/L 以下；HbA1c 控制在 7.0%以下）；

④ 严格将血压控制在 130/80mmHg 以下，停用 ACEI 和 ARB，改为甲基多巴或钙通道阻滞药；

⑤ 停用他汀类及贝特类调脂药物；

⑥ 加强糖尿病教育；

⑦ 戒烟。

(2) 生命早期 1000 天（即妊娠期、生后 2 年）是对一生健康最重要的时期。

(3) 保持孕前理想的体重对妊娠非常重要。

(4) 孕前和孕早期服用二甲双胍不增加胎儿畸形和流产发生，一旦确定妊娠，最好换为胰岛素。

第五节　其他特殊类型糖尿病怎样诊断？

大夫，我 2 个月前体检血糖还在正常范围，上周因为腹痛查了个 CT 提示胰腺可疑肿物，那个大夫顺便给我查了个血糖，结果空腹血糖 21.8mmol/L，这是怎么回事啊？

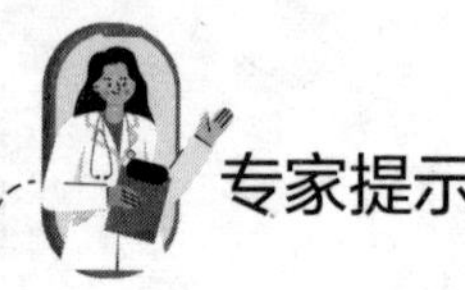

警惕特殊类型糖尿病

虽然临床上2型糖尿病占糖尿病总人数的90%以上，但新诊断的2型糖尿病要与1型糖尿病、其他特殊类型糖尿病进行鉴别。通过详细提供病史、家族史，医生认真查体多数可明确诊断，必要时可做相关检查排除，有部分胰腺肿瘤患者因误诊2型糖尿病而延误肿瘤治疗时机。其他特殊类型糖尿病患者有原发疾病的相应临床表现。

特殊类型糖尿病是指除1型糖尿病、2型糖尿病（T2DM）和妊娠期糖尿病之外的其他类型糖尿病，其中与基因异常有关的糖尿病主要包括以下几种类型：青少年发病的成人型糖尿病（MODY）、线粒体糖尿病、新生儿糖尿病（NDM）以及其他一些伴糖尿病的综合征，如21-三体综合征、特纳综合征、Wolfram综合征、Prader-Willi综合征等。MODY约占糖尿病总人群的1%～2%，而在儿童患者中更高（为1%～6%）。

（1）MODY是单基因糖尿病中最常见的类型，自1991年MODY1的致病基因肝细胞核因子4α被确认以来，已确认14种基因突变会导致MODY。其中有4种亚型是最近10年发现的，而MODY14的致病基因*APPL1*基因则是2015年明确的。这些都得益于基因检测、发掘和解读技术的快速发展。MODY的准确诊断，一方面有助于最佳治疗方案的选择，如MODY2患者仅需通过饮食、运动控制血糖，MODY1、MODY3患者优先选择磺脲类药物治疗；另一方面，也有助于对特殊患者的有效管理，比如MODY患者的孕期治疗方面，不同亚型、不同孕期用药的选择可能截然不

同。与此同时，产前基因筛查技术也越来越多地应用于临床，实现了把单基因糖尿病在家族中阻断的目的。

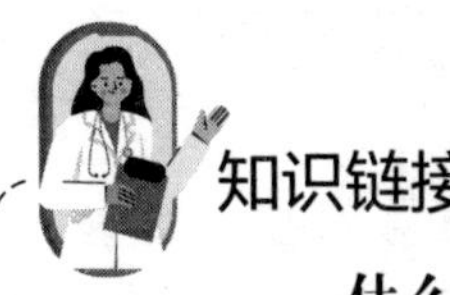

知识链接

什么是青少年发病的成人型糖尿病？

青少年发病的成人型糖尿病（maturity-onset diabetes of the young，MODY）是一种家族性常染色体显性遗传的特殊类型糖尿病，典型病例通常在25岁以前发病，主要与原发性胰岛素分泌缺陷有关。目前的流行病学调查研究显示MODY的患病率占整个糖尿病人群的1%～2%。

对于符合以下三点的所有糖尿病患者均应该怀疑MODY可能：

① 家系内至少三代直系亲属内均有糖尿病患者。

② 家系内至少有一位糖尿病患者的诊断年龄在25岁以前。

③ 糖尿病确诊后至少2年内不需要使用胰岛素控制血糖。

（2）胰岛素作用遗传性缺陷　A型胰岛素抵抗、矮妖精貌综合征（Leprechaunism）、Robson-Mendenhall综合征、脂肪萎缩性糖尿病、其他。

（3）胰腺外分泌疾病　胰腺炎、创伤/胰腺切除术后、胰腺肿瘤、胰腺囊性纤维化、血色病、纤维钙化性胰腺病及其他。

（4）内分泌疾病　肢端肥大症、库欣综合征、胰高血糖素瘤、嗜铬细胞瘤、甲状腺功能亢进症、生长抑素瘤、醛固酮瘤及其他。

（5）药物或化学品所致的糖尿病　Vacor（灭鼠优）、喷他脒、烟酸、糖皮质激素、甲状腺激素、二氮嗪、β受体激动药、噻嗪类利尿药、苯妥英钠、α-干扰素及其他。

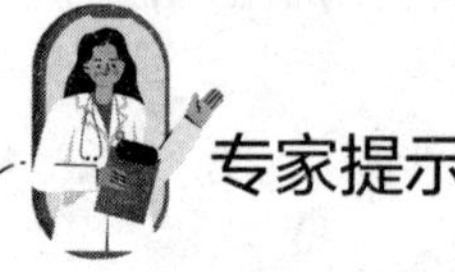

糖皮质激素相关性糖尿病

特殊类型糖尿病在糖尿病总人数中所占比例不足5%，其中药物所致的糖尿病中以糖皮质激素最常见，长期应用泼尼松、甲泼尼龙等糖皮质激素的患者必须定期化验血糖。

（6）感染　先天性风疹、巨细胞病毒感染及其他。

（7）不常见的免疫介导性糖尿病　僵人综合征、胰岛素自身免疫综合征，胰岛素受体抗体及其他。

（8）其他与糖尿病相关的遗传综合征　21-三体综合征、Klinefelter 综合征、特纳综合征、Wolfram 综合征、Friedreich 共济失调、亨廷顿舞蹈病、Laurence-Moon-Biedl 综合征、强直性肌营养不良、卟啉病、Prader-Willi 综合征及其他。

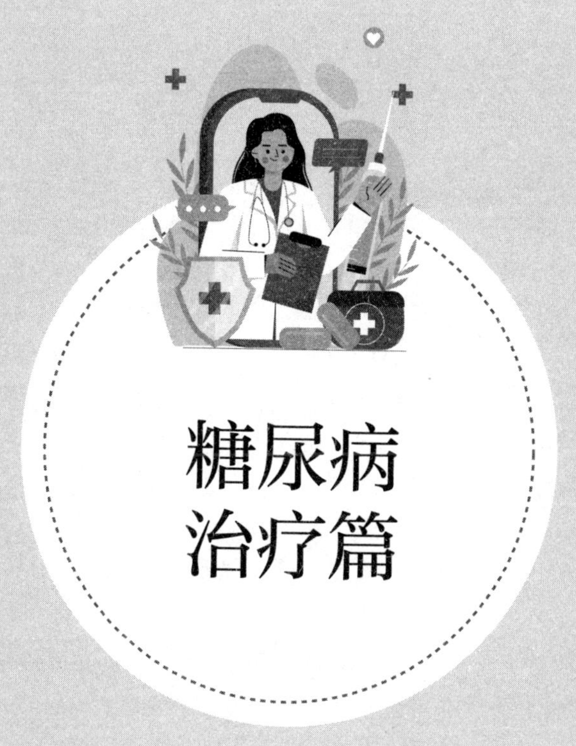

糖尿病治疗篇

合理用药与否，关系到治疗的成败！

在选择用药时，必须考虑以下几点：①药物的疗效；②药物不良反应的轻重权衡。所谓“合理用药”，换言之，就是对症下药；而“安全用药”主要就是做到让用药者承受最小的治疗风险而获得最大的治疗效果。安全合理用药要根据病情、患者体质和药物的全面情况正确选择药物，真正做到“对症下药”。

第五章

合理运用我们的武器——糖尿病的口服降糖药物

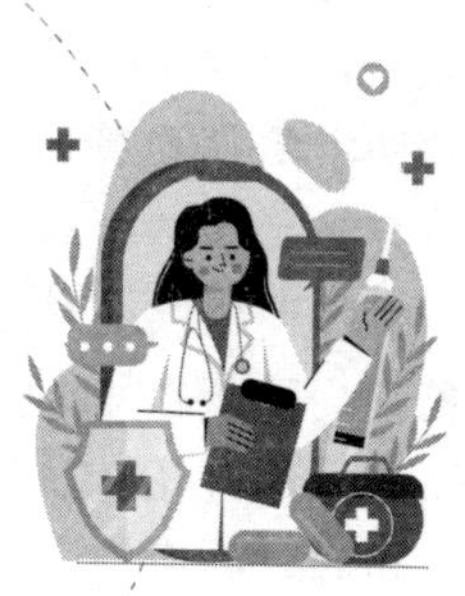

为了更好地了解糖尿病的药物治疗，首先让我们来了解糖尿病是怎样发生的。正常人血糖维持在 3.9～6.1mmol/L 这个范围内。当我们进食后，血糖就开始升高，此时胰腺感觉到血糖水平向上波动，就会分泌胰岛素，同时，肌肉和脂肪等细胞看到胰岛素，就会让血液中的葡萄糖进入细胞内，这样血糖就会降低。如果几个小时没有进食（如睡眠时），血液中的葡萄糖因被细胞利用而降低，当血糖降低至正常水平时，胰腺感觉到血糖不上升甚至下降，就不再分泌胰岛素，此时肝脏就会通过分解肝糖原释放葡萄糖入血，以补偿因被细胞利用而降低的血糖；同时肌肉和脂肪细胞看不到胰岛素，它们就不会让血液中的葡萄糖进入细胞内。但是当我们的血糖降低到低血糖水平时，升糖激素就会起主导作用，调动脂肪和蛋白质转化为葡萄糖。

一般来说，绝大多数 2 型糖尿病患者在患糖尿病前就已经存在胰岛素抵抗（由于细胞对胰岛素不敏感，导致胰岛素的降糖效率降低）。当存在胰岛素抵抗时，进食后血糖升高，胰腺尚能分泌一定量的胰岛素，于是，肝脏仍然不断释放葡萄糖入血。肌肉和脂肪细胞也像得了近视眼，对升高的胰岛素“视而不见”，这样它们就不会让血液中已升高的葡萄糖进入细胞内，导致葡萄糖在血液中堆积，血糖增高；另外，由于肝脏的肝糖原分解增多，致内源性葡萄糖过多进入血液，导致血糖进一步升高。起初胰腺会通过代偿性地分泌更多的胰岛素阻挡血糖水平的进一步升高，但是持续几年后，胰腺就不能再分泌足够的胰岛素来抵抗高血糖的不断冲击，防线最终被冲破，导致血糖持续明显升高，糖尿病就这样发生了。

显而易见，1 型糖尿病发病是由于胰腺不再产生胰岛素，体内胰岛素绝对缺乏。因此治疗方法也就一目了然——注射胰岛素。2 型糖尿病却不相同，高血糖可能是由于以下原因造成的：①胰腺不能产生足够的胰岛素；②肝脏释放太多的葡萄糖；③肌肉细胞、脂肪细胞等不能正常摄取血中葡萄糖。可见，对于 2 型糖尿病患者而言，在体内有足量胰岛素的前提下，可以服用各种口服药调节以上环节发挥降糖作用的。治疗 2 型糖尿病的常用口服降糖药分为六大类：双胍类、磺脲类及非磺脲类促胰岛素分泌药、α-葡萄糖苷酶抑制药、噻唑烷二酮类、DPP-4 抑制药、SGLT2 抑制药。

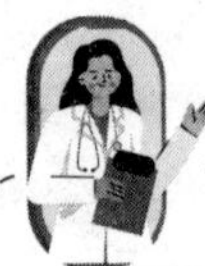

专家提示

（1）口服降糖药适应证　口服降糖药主要用于 2 型糖尿病，经饮食调理及体育锻炼 2～3 个月，血糖不能降至达标标准，即应采用口服降糖药。1 型糖尿病在用胰岛素治疗的前提下，可酌情合用口服降糖药以减少胰岛素用量，稳定血糖，但是不可单用口服降糖药以达到控制血糖的目的。

（2）口服降糖药禁忌证　2 型糖尿病在以下情况应考虑采用胰岛素治疗，而不应用单纯口服降糖药：严重高血糖伴明显症状、酮症酸中毒、高渗综合征、妊娠严重感染、创伤、大手术。

第一节　便宜且有效的降糖药——二甲双胍

大夫，您说得了糖尿病还得检查还得打胰岛素，我家里也没钱，您能不能给开个便宜的药？

医生答

二甲双胍以其降糖效力强、普遍且易获取、价格低廉、不增加体重、调节脂代谢、保护心脑大血管等诸多益处被世界上许多糖尿病治疗指南所推荐，并被作为 2 型糖尿病患者治疗的一线且维持终身的用药。

二甲双胍（降糖片、美迪康、迪化糖锭、格华止）为目前国际、国内主要应用的双胍类；不刺激胰岛素分泌，单独应用不引起低血糖，当与磺脲类和（或）胰岛素使用时容易导致低血糖；减轻空腹及餐后高血糖；降低 HbA1c（1%～2%）；与磺脲类效果相近；降低极低密度脂蛋白（VLDL）胆固醇、甘油三酯；稍降低密度脂蛋白（LDL）胆固醇、升高高密度脂蛋白（HDL）胆固醇；不增加体重，可伴体重轻度降低，可能与其轻微降低食欲作用有关。二甲双胍宜从小剂量开始，每次 250mg，每日服 2～3 次，按需逐渐调整剂量，每日总量以 2000mg 为限；老年人减量。常见的不良反应有恶心、腹泻、食欲缺乏。用药前应当告知患者有可能出现消化道反应，经一段时间有可能减轻、消失，以免患者服药后出现相应反应而恐慌担心。另外，二甲双胍主要在小肠吸收，如在进食时服用，药物的吸收速度和吸收程度会略减少，因此，该药以餐前服用效果更佳。但为了避免引起消化道反应而影响食欲，可以餐时或餐后立刻服用。

苯乙双胍（降糖灵）我国以往采用，目前已较少应用；应用不慎，可引起乳酸性酸中毒；每日最大剂量不超过 75mg。

二甲双胍是2型糖尿病的一线用药，虽然二甲双胍降糖的具体机制尚不完全明确，但目前认为，改善肝脏和外周组织的胰岛素抵抗是其发挥降糖效应的关键，同时，它还有抑制肠道对葡萄糖吸收的作用。二甲双胍无促使脂肪合成和促胰岛素分泌的作用，不会增加患者体重，也不会促使发生低血糖，对正常人无明显降血糖作用。二甲双胍具有独立于降糖效应以外的心血管保护作用。2020版《中国2型糖尿病防治指南》关于高血糖的药物治疗更新要点指出生活方式干预和二甲双胍为2型糖尿病患者高血糖的一线治疗。生活方式干预是2型糖尿病的基础治疗措施，应贯穿于治疗的始终。若无禁忌证，二甲双胍应一直保留在糖尿病的治疗方案中。

有一个说法在糖尿病患者中广为流传，那就是二甲双胍伤肾、刺激肾，使许多本该从二甲双胍使用中获益的患者对其望而却步。事实上二甲双胍性质稳定，口服后自肠道吸收后进入血液，不与白蛋白结合，相当于在人体内“旅游”一圈后以原型经过肾脏排泄。二甲双胍几乎不与血浆蛋白结合，按照常用临床剂量和给药方案口服，可在24～48h内达到稳定的血浆浓度，主要经肾脏排泄，24h内可经肾脏排泄掉90％。肾脏只是排泄二甲双胍的器官，二甲双胍本身并不会对肾脏产生任何不良影响。

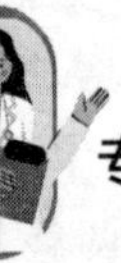

专家提示

双胍类药物的机制是抑制肝生成葡萄糖，增加肌肉、脂肪对葡萄糖的利用，抑制食欲。降低HbA1c达1％～2％。研究证明双胍类药物可以减轻体重，因此肥胖和超重者可首选双胍类药物。

单独使用不会导致低血糖；与胰岛素或促胰岛素分泌药联合使用时可增加低血糖发生的危险性；主要不良反应为胃肠道反应；罕见的严重不良反应为诱发乳酸性酸中毒；禁用于肝肾功能不全、严重感染、缺氧或接受大手术的患者。

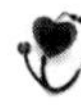

不过需要注意的是极少数患者可引起乳酸性酸中毒，应警惕对此药呈过敏反应；另外，双胍类药物禁用于肾功能不全[血肌酐水平男性＞132.6μmol/L（1.5mg/dL），女性＞123.8μmol/L（1.4mg/dL）或预估肾小球滤过率（eGFR）＜45mL/(min·1.73m^2)]、肝功能不全、严重感染、缺氧或接受大手术的患者。

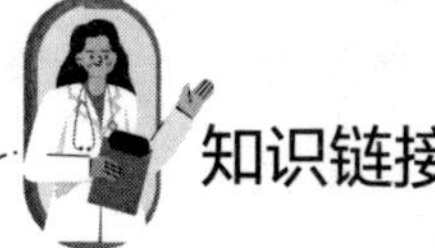

知识链接

哪些人不能用双胍类药物？

目前双胍类主要应用的是二甲双胍，但二甲双胍有一个发生率非常低但很严重的不良反应是诱发乳酸性酸中毒，严重者可危及生命，因此有以下情况的患者不能用双胍类药物：如年龄超过75岁、有明显视网膜病变、发生急性并发症如酮症酸中毒、有乳酸性酸中毒史或有严重肝肾疾病、肺部疾病、心力衰竭、贫血、酗酒、感染、手术等情况，或处于妊娠期的患者不能使用双胍类药物。

第二节　促胰岛素分泌药

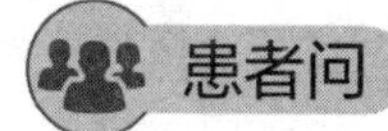

大夫，我目前就口服二甲双胍这一个药，最近几次检查血糖有点高，胰岛功能比正常值稍微低一点，我还不想打胰岛素，还能再吃点别的药吗？

对于很多糖尿病患者来说，体内胰岛素分泌的一个缺点是分泌

量的不足。促胰岛素分泌药可以针对这一特点，促进胰岛素分泌总量，它们主要作用在分泌胰岛素的细胞上，这些细胞是这类药物作用的受体，药物结合受体以后，能够达到促进分泌的作用。

促胰岛素分泌药包括磺脲类药物和非磺脲类药物。磺脲类促胰岛素分泌药包括短效制剂（如格列吡嗪、格列喹酮）和中长效制剂（如格列美脲、格列本脲、格列齐特），还有一些是改良剂型的缓释片、控释片等。目前临床上常用的非磺脲类促胰岛素分泌药主要有瑞格列奈（诺和龙）和那格列奈（唐力）。

一、磺脲类促胰岛素分泌药

1. 药物品种

（1）甲苯磺丁脲（D860） 第一代磺脲类降糖药；目前还在一些国家应用，价格低廉；吸收较快，作用较短；餐前半小时服药；常用量0.5g，每日2次或3次，以3g为限；不良反应不多，可引起中上腹不适，偶有厌食，少数见皮肤红斑、麻疹，极少数发生黄疸、白细胞减少。

（2）氯磺丙脲 第一代磺脲类降糖药；作用缓慢而持久，代谢物亦具有活性；用药1周后才达血浆最高有效浓度；因作用时间长，可能导致夜间低血糖；可引起水潴留，致低钠血症。第一代磺脲类降糖药目前我国已经不用，被第二代磺脲类降糖药所替代。

（3）格列本脲（优降糖） 第二代磺脲类中第一个品种；全球广泛应用，价廉；吸收较慢，半衰期较长，属长效磺脲类降糖药；降血糖作用明显，尤其降空腹血糖效果较佳；从小剂量开始，每日一次，按需缓慢调整，每日以15mg为限，分早、晚两次服；对年老、体弱者应减量，以免发生严重低血糖；不良反应可有胃肠道反应。

（4）格列齐特（达美康） 长效磺脲类降糖药；欧洲广泛使用，我国亦应用多年；可促进第一时相胰岛素分泌；降糖作用较温和，较少引起严重低血糖；一般早、晚餐前各服一次；在磺脲类降糖药

中，降低血小板聚集作用较明显；有报道可延缓视网膜病变的发展。

(5) 格列吡嗪（美吡哒、优达灵） 吸收迅速、完全；为磺脲类降糖药中的速效、短效制剂；降血糖作用较明显，较少引起严重低血糖；可促进餐后胰岛素的快速释放；常用量每日 5～20mg，分早、晚餐前两次服用。

(6) 格列吡嗪控释片（瑞易宁） 控释制剂；每日服 1 次，可使全天血药浓度维持在一个较稳定的水平；每餐后可有血胰岛素峰值出现；可增加胰岛素的敏感性；对空腹血糖的控制较速释格列吡嗪为优。常用量每日 5～20mg，每日早餐前一次服用。

(7) 格列喹酮（糖适平） 迅速而近于完全地吸收；口服后 2～3h 出现血药峰值；属短效磺脲类；主要在肝脏代谢，约 95%由胆汁排出；少量（约 5%）由肾脏排泄；对肾功能较差者可应用；常用量每日 30～90mg，分 2～3 次服用。

(8) 第三代磺脲类（格列美脲） 与格列本脲相比，降糖作用快而持久；血浆半衰期 9h，每日用药一次即可；临床用于 2 型糖尿病，每日用量可为 1mg、2mg、4mg。FBG、PBG、HbA1c 皆明显改善。仅有轻度低血糖反应。

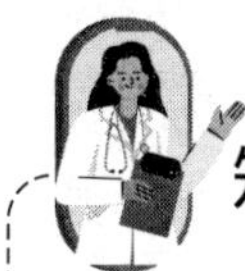

知识链接

磺脲类降糖药物作用机制

磺脲类药物刺激胰岛 B 细胞分泌胰岛素，增加体内的胰岛素水平而降低血糖。在临床中使用广泛，已使用数十年之久，是控制 2 型糖尿病患者高血糖的主要用药。可降低糖化血红蛋白达 1%～2%。适用于体重较轻或正常的 2 型糖尿病患者。

2. 药物注意事项

(1) 合理选择磺脲类药物 磺脲类药物目前已发展到第三代。

随着品种的增加，糖尿病患者应合理选择磺脲类药物。老年患者或以餐后血糖升高为主者，宜选用短效类，如格列吡嗪；轻中度肾功能不全患者可选用格列喹酮；病程较长、空腹血糖较高的患者：可选用中长效类药物（如格列本脲、格列美脲、格列齐特等）。

磺脲类药物会产生的不良反应包括体重增加，胃肠道反应如恶心、呕吐，还有其他如贫血、皮疹等，由于磺脲类药物促进胰岛素分泌的降糖作用也易导致低血糖发生。

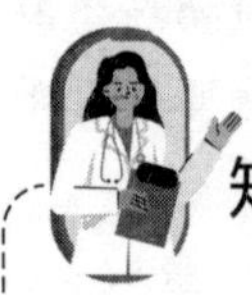

知识链接

磺脲类不良反应

磺脲类主要不良反应为低血糖，诱发因素如下：进餐延迟；体力活动加剧，尤其二者兼有；药物剂量过大，尤其长效制剂，如格列本脲。低血糖一般不严重，进食大多可缓解，年老体弱、长效制剂用量偏大者（对成年人的一般剂量对老年人即可过量）可发生严重低血糖，甚至死亡。某些药物可增加低血糖的发生：促使与白蛋白结合的磺脲类分离出来的如阿司匹林，降血脂药贝特类；抑制磺脲类由尿中排泄如治痛风的丙磺舒、别嘌醇；延缓磺脲类的代谢如酒精、H_2 受体阻滞药、抗凝药；β受体阻滞药掩盖低血糖的警觉症状并干扰低血糖时机体的升血糖反应。

（2）不适合磺脲类降糖药的人群　磺脲类并非适合所有患者使用，如1型糖尿病患者、伴其他情况如手术或感染等、患有严重急性或慢性并发症的患者、对磺脲类过敏的患者、有严重肝肾疾病或处于妊娠期的患者都不适合应用磺脲类药物。因此患者应在医生指导下用药，不可擅自选择药物。

（3）磺脲类继发性失效　血糖易受多种因素的影响，如糖尿病病情恶化、进食过多、进食油腻食物过多、吃零食不当、运动量太大或太少、腹泻、感冒、发热、感染、情绪波动等都会引起血糖波动；而创伤、意外等事件，过度疲劳，生活、工作压力大，经常有

应酬，喜欢刺激性夜生活，使用可加重糖尿病的药物，也会导致血糖升高。糖尿病患者在服用口服降糖药后血糖应得到良好控制，如果一直服某药未减量，也无上述任何因素的影响，而血糖逐渐升高者，可考虑该药继发性失效。

(4) 磺脲类继发性失效的处理　如有明显高血糖，可考虑用胰岛素强化治疗数月，之后再用磺脲类有可能奏效。若因糖尿病病情发展所致可加用二甲双胍或阿卡波糖；或磺脲类、二甲双胍、阿卡波糖联合用药；或睡前注射小剂量中效胰岛素；也可以改用每日注射2次预混胰岛素（优泌林30R）来控制血糖。

二、非磺酰脲类促胰岛素分泌药（格列奈类）

格列奈类药物与磺脲类的作用机制不同，但都是作用于胰岛B细胞，促进胰岛素分泌。格列奈类药物主要降低餐后血糖，具有吸收快、起效快和作用时间短的特点。可降低糖化血红蛋白值1.0%～1.5%。需在餐前即刻服用，可单独使用或与其他口服降糖药联合应用（磺脲类除外）。我国上市的有瑞格列奈、那格列奈和米格列奈。

瑞格列奈（诺和龙）的化学结构为非磺酰脲类，为苯甲酸衍生物；促进B细胞分泌胰岛素的作用机制基本同磺脲类；此药主要由肝脏代谢为非活性物，肝损害者血浆药物浓度升高。酮康唑、红霉素等可升高此药血浆浓度；利福平、苯妥英钠可降低此药血浆浓度；此药特点为能快速使胰岛素释放，有利于控制餐后高血糖，便于患者就餐时服用。

格列奈类的不良反应常见的有低血糖和体重增加，但低血糖的风险和程度较磺脲类药物轻，少数患者出现头晕、头痛、乏力、食欲增加。

哪些人不适合用格列奈类药物？1型糖尿病患者、酮症酸中毒、对磺脲类过敏的患者、有严重肝肾疾病或处于妊娠期的患者都不适合应用格列奈类药物，因此应在医生指导下用药，切不可擅自选择药物。

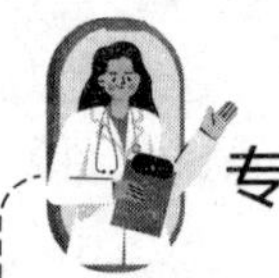

瑞格列奈的应用

单独应用于2型糖尿病，可使空腹及餐后血糖下降，HbA1c下降；与二甲双胍联合应用可取得良好降糖效果，明显优于二药单独应用时，低血糖发生较少且多轻微，与二甲双胍合用时需注意避免严重低血糖。

第三节　α-糖苷酶抑制药

大夫，我自从吃上二甲双胍空腹血糖都挺好的，就是餐后血糖稍微还有点高，有没有药能把餐后血糖再降降？

α-糖苷酶抑制药是目前广泛应用的一类口服降糖药，临床常用的有阿卡波糖和米格列醇。

（1）阿卡波糖作用机制　抑制α-糖苷酶，此酶将小分子复合糖分解为单糖后（主要为葡萄糖）方能吸收，延缓肠道碳水化合物的吸收，降低餐后高血糖；减轻餐后高血糖对胰岛B细胞的刺激作用；增加胰岛素敏感性，可显著降低餐后高血糖；空腹血糖亦可轻度降低；HbA1c降低0.5%～1%；不增高血清胰岛素，反而使其稍降低；不增加体重，少数患者体重可下降；单独应用不引起低血糖；与其他降糖药或胰岛素合用有可能引起低血糖，如发生应采用葡萄糖治疗，其他糖无效。

 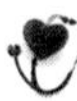

（2）阿卡波糖适应证　用于2型糖尿病治疗，可单独应用；也可与磺脲类或二甲双胍联合应用，提高疗效，改善这两类药物的效果（UKPDS证明），对用胰岛素治疗的1型糖尿病血糖不稳定者，可合用阿卡波糖，以改善血糖控制，但二者均应减量，并注意低血糖的发生。

（3）阿卡波糖禁忌证　对此药呈过敏反应；肠道疾病如炎症、溃疡、消化不良等；肾功能减退，血清肌酐>2.0mg/dL；肝硬化；糖尿病伴急性并发症、感染、创伤、手术；酮症酸中毒；妊娠、哺乳；合用助消化药、制酸药、胆盐等可削弱α-糖苷酶抑制药的效果。

（4）阿卡波糖用药方法　小剂量开始，缓慢增加；在就餐时，同餐嚼服，过早或过迟服药会降低效果；开始时每日2～3次，每次25mg，以后逐步缓慢加量，最多至每日100mg，一日三次；老年人用量酌减。

（5）阿卡波糖主要不良反应　消化道反应，由于治疗初期碳水化合物在小肠内未完全吸收，到达结肠时，在细菌作用下发酵导致腹胀、排气增加、腹痛、腹泻；经数周后，小肠中下段α-糖苷酶被诱导出来，碳水化合物在整个小肠内逐渐吸收，不到达结肠，消化道反应即减轻、消失。

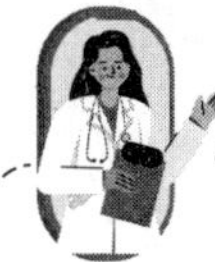

专家提示

阿卡波糖的常见不良反应为胃肠道反应，服药时从小剂量开始并逐渐加量是减少不良反应的有效方法；单独服用本类药物通常不会发生低血糖；合用α-糖苷酶抑制药如果出现低血糖，治疗时需使用葡萄糖或蜂蜜，而食用蔗糖或淀粉类食物纠正低血糖的效果差。和第一口饭一同嚼碎后服用效果最佳。

第四节　胰岛素增敏药

大夫，有没有一种降糖药能够有效改善胰岛素抵抗？

胰岛素增敏药主要指噻唑烷二酮类药物，它是20世纪80年代初期研制成功的一类具有提高胰岛素敏感性的新型口服降糖药物。可减轻身体内胰岛素抵抗，改善B细胞功能，改善葡萄糖在身体内的新陈代谢。

（1）胰岛素增敏药降血糖作用机制　激活PPARr（过氧化物酶体增生激活受体γ），PPARr为核转录因子，可调控多种影响糖、脂代谢基因的转录；减轻外周组织对胰岛素的抵抗；减少肝中糖异生作用；促进外周组织胰岛素引起GLUT4介导的葡萄糖摄取。

（2）罗格列酮的适应证及效果　治疗2型糖尿病，单独应用或与磺脲类、胰岛素合用；降低空腹及餐后血糖；单独应用可降低HbA1c约1%，与其他降糖药合用，HbA1c下降更多。

（3）罗格列酮用药方法　此药清除半衰期为3.64～3.78h。临床试验常用剂量为2～8mg/d，口服，每日1次或2次。

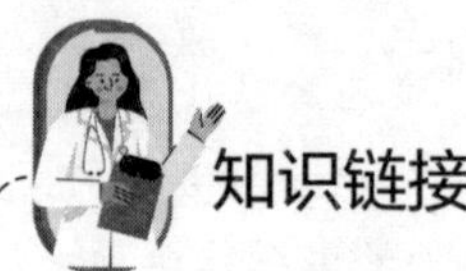

噻唑烷二酮注意事项

①不宜单用于＜18岁的1型糖尿病，＞18岁与胰岛素可合用；

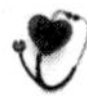

② 活动性肝病，ALT 高于上限 2.5 倍不用；

③ 水肿患者慎用；

④ 心功能 3～4 级患者不用；

⑤ 联合用药时，有低血糖风险，注意减量；

⑥ 肾功能不全者及老年人无需调整剂量，但应注意水钠潴留；

⑦ 可能导致绝经期前伴胰岛素抵抗患者排卵，注意避孕。

（4）罗格列酮不良反应及禁忌证　常见不良反应为上呼吸道感染、头痛、水肿、贫血等。与磺脲类合用，不增加低血糖的发生率。曲格列酮因其肝毒性目前已被禁用。到目前为止，尚无罗格列酮具肝毒性的报道。

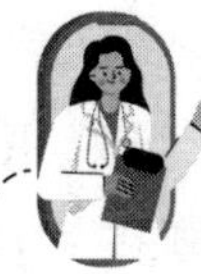

专家提示

胰岛素增敏药单独使用时不会导致低血糖，但与胰岛素或促胰岛素分泌药联合使用时可能增加发生低血糖的风险；常见不良反应是体重增加及水肿；可能增加骨折和心衰发生的风险；因罗格列酮的安全性问题尚存在争议，在我国受到了较严格的限制。

噻唑烷二酮类药物的使用与骨折和心力衰竭风险增加相关。有心力衰竭、活动性肝病或转氨酶升高超过正常上限 2.5 倍以及严重骨质疏松和骨折病史的患者应禁用本类药物。因此 1 型糖尿病患者、妊娠和哺乳期妇女、严重骨质疏松和骨折病史、心衰患者、谷丙转氨酶（ALT）超过正常上限 2.5 倍以及对噻唑烷二酮类药物过敏者都不能使用。

第五节　DPP-4 抑制药

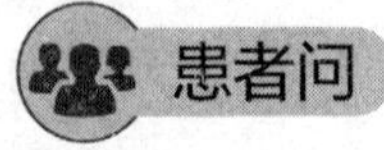

大夫，最近有没有研制出新型的不良反应相对较少的降糖药呀？

DPP-4 抑制药通过抑制 DPP-4 而减少 GLP-1（胰高血糖素样肽-1）在体内的失活，使内源性 GLP-1 的水平升高。GLP-1 以葡萄糖浓度依赖的方式增强胰岛素分泌，抑制胰高血糖素分泌。目前在国内上市的 DPP-4 抑制药为西格列汀、沙格列汀、维格列汀、利格列汀和阿格列汀。在我国 2 型糖尿病患者中的临床研究结果显示，DPP-4 抑制药的降糖疗效（减去安慰剂效应后）为：可降低 HbA1c 0.4%～0.9%。单独使用 DPP-4 抑制药不增加低血糖发生的风险，DPP-4 抑制药对体重的作用为中度或轻度增加。西格列汀、沙格列汀、阿格列汀不增加心血管病变发生风险。在 2 型糖尿病患者使用沙格列汀的心血管结果评估研究中观察到在具有心血管疾病高风险的患者中，沙格列汀的治疗与因心力衰竭而住院的风险增加相关。在有肾功能不全的患者中使用西格列汀、沙格列汀、阿格列汀和维格列汀时，应注意按照药物说明书来减少药物剂量。在有肝肾功能不全的患者中使用利格列汀时不需要调整剂量。见表 5-1。我国的研究显示在二甲双胍联用西格列汀的基础上加格列美脲、格列奇特缓释片、瑞格列奈或阿卡波糖后可以进一步降低 HbA1c。

表 5-1　二肽基肽酶（DPP-4）抑制药

代表药物	西格列汀、沙格列汀
主要机制	GLP-1 可被 DPP-4 降解而失活，该类药物可抑制 DPP-4 活性，升高 GLP-1 而降血糖

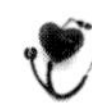

续表

特点	单用不增加低血糖风险，不增加体重
适用	2 型糖尿病
禁忌证	孕妇、过敏、1 型糖尿病、酮症酸中毒、重度肝肾功能不全
不良反应	头痛、过敏、上呼吸道感染、胰腺炎

第六节　SGLT2 抑制药

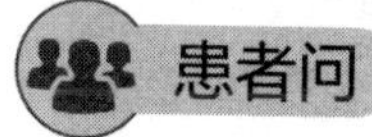

大夫，我的尿中有大量泡沫，去医院查发现已经有糖尿病肾病了，有没有哪种降糖药能够保护肾脏功能呀？

SGLT2 抑制药通过抑制肾脏肾小管中负责从尿液中重吸收葡萄糖的 SGLT2 降低肾糖阈，促进尿葡萄糖排泄，从而达到降低血液循环中葡萄糖水平的作用。SGLT2 抑制药降低 HbA1c 幅度为 0.5%～1.0%；减轻体重 1.5～3.5kg，降低收缩压 3～5mmHg。我国的研究与国际研究一致。SGLT2 抑制药与其他口服降糖药物比较，其降糖疗效与二甲双胍相当。在具有心血管高危风险的 2 型糖尿病患者中应用 SGLT2 抑制药恩格列净或卡格列净的临床研究结果显示，该药物可使主要心血管不良事件和肾脏事件复合终点发生发展的风险显著下降，心衰住院率显著下降。SGLT2 抑制药单独使用时不增加低血糖发生的风险，联合胰岛素或磺脲类药物时可增加低血糖发生风险。SGLT2 抑制药在中度肾功能不全患者可以减量使用。在重度肾功能不全患者中因降糖效果显著下降不建议使用。SGLT2 抑制药的常见不良反应为生殖泌尿道感染，罕见的不

良反应包括酮症酸中毒（主要发生在1型糖尿病患者）。可能的不良反应包括急性肾损伤（罕见）、骨折风险（罕见）和足趾截肢（见于卡格列净）。

2020版《中国2型糖尿病防治指南》关于高血糖的药物治疗更新要点指出：合并ASCVD或心血管风险高危的2型糖尿病患者，不论其HbA1c是否达标，只要没有禁忌证都应在二甲双胍的基础上加用具有ASCVD获益证据的GLP-1RA（GLP-1受体激动药）或SGLT2i；合并CKD或心衰的2型糖尿病患者，不论其HbA1c是否达标，只要没有禁忌证都应在二甲双胍的基础上加用SGLT2i。合并CKD的2型糖尿病患者，如不能使用SGLT2i可考虑选用GLP-1RA。

第七节　如何合理选择降糖药物?

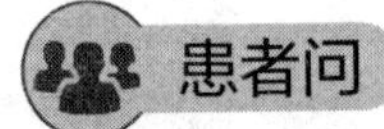

大夫，市面上那么多降糖药，每次去药店买药销售人员说这个好、那个也好的，我也不能什么药都吃啊，我到底吃哪种合适呢？

医生答

可以根据空腹及餐后血糖情况选药。如空腹及餐后血糖皆高，选择磺脲类或二甲双胍；如餐后高血糖为主者则可选用二甲双胍、α-糖苷酶抑制药或诺和龙；还可根据体重及胰岛素水平选药。如肥胖及高胰岛素者首选二甲双胍治疗，因为单独使用二甲双胍一般不会发生低血糖，比较安全（肝、肾功能不全者除外），且有降低体重的作用，其次选用噻唑烷二酮或阿卡波糖；若体重接近正常或超标不太多且胰岛素水平一般者可选用磺脲类或二甲双胍、阿卡波糖；如消瘦、空腹及兴奋后胰岛素皆低者则应使用胰岛素治疗。具体药物的选择要根据疗效好、不良反应小、服用方便、价格经济且

适于长期治疗等慎重决定。

虽然目前的口服药种类繁多，但由于2型糖尿病是一种渐进性疾病，因此随着时间的推移，患者胰岛的B细胞功能会逐渐降低。研究表明，单独应用磺脲类药物、噻唑烷二酮类药物或二甲双胍，治疗一年后患者的B细胞功能仍在降低，血糖控制效果理想，但随时间延长血糖也在逐步上升，到治疗的第6年时血糖已上升至治疗前水平。为此，糖尿病患者应适时进行联合治疗。

口服降糖药物联合的优势：单一药物降糖有限，联合可增强降糖能力；取长补短，优势互补，兼顾空腹和餐后；减少单药加量的不良反应；作用机制不同的药物联用有助于延缓血管并发症的发生。常用口服降糖药物联合方案有：双胍类联合磺脲类；双胍类联合糖苷酶抑制药；双胍类联合磺脲类及糖苷酶抑制药。

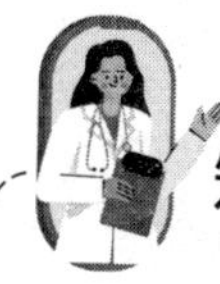

知识链接

（1）联合治疗理论基础　单一药物治疗疗效逐年减退，长期效果差，联合用药可发挥各种药物不同的优势，全面进行血糖控制。

（2）联合治疗的目的

① 改善糖代谢，长期良好的血糖控制；

② 保护B细胞功能，延缓其衰竭；

③ 减轻胰岛素抵抗；

④ 延缓、减少并发症的发生和死亡；

⑤ 减少不良反应。

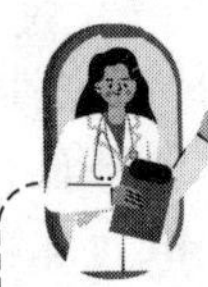
专家提示

2 型糖尿病联合疗法的原则

① 单一药物不能满意控制血糖；

② 不同作用机制的药物可以联用，扬长避短；

③ 一般联合应用 2 种药物，必要时可用 3 种药物；

④ 考虑费用-效果因素；

⑤ 同类药物不联合。

第八节　口服药治疗的常见问题有哪些?

患者问

大夫，我听说口服二甲双胍容易刺激胃，长期吃还伤肝、伤肾，您看要不我吃上一段时间，血糖控制平稳的时候可不可以暂停服药?

医生答

1. 2 型糖尿病患者用药须知

临床研究发现，初次诊断的 2 型糖尿病，中小医院非糖尿病专业人员治疗后引起的严重低血糖很多，由此建议第一次诊断的糖尿病患者应到大医院糖尿病专业科室制定正确的治疗方案，待病情稳定后再转到中小医院继续治疗。初次诊断为 2 型糖尿病的患者，也不要盲目地接受药物治疗，须知低血糖的危害远远超过轻度高血糖。正确的方法是：没有急性合并症者先饮食控制和运动治疗一段时间，如血糖不降，再考虑选用那些只降高血糖而不引起低血糖的治疗方案，降糖药的使用必须从小剂量开始。千万要避免大量使用

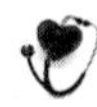

那些引起严重低血糖的药物，如磺脲类药物中的格列本脲（消渴丸中也含有格列本脲）。

糖尿病分型不同、患者胖瘦不同、病程长短不同、患者年龄不同、并发症不同，选用降糖药的种类也完全不同。由于药物治疗的个体差异很大，所以糖尿病患者用药不能千篇一律，要强调个体化。有些患者常常看别人服什么药效果好，自己也跟着服什么药，还有的患者根据广告、小报宣传等自行买药治疗，这些做法是不可取的，糖尿病的药物治疗一定要在医生的指导下进行。糖尿病患者必须熟悉自己用的降糖药的种类、服用的方法、剂量、服用时间与进餐的关系，要听从糖尿病专科医生的指导。药物剂量的调整要循序渐进，不宜大起大落，药物的种类不宜频繁更换。部分糖尿病患者可以联合两种或三种口服降糖药同时服用，或者口服降糖药联合胰岛素治疗。磺脲类和非磺脲类促泌剂都属于促进胰岛素分泌的药物，属于一大类，因此这两类药物不应联合使用；同一类药物因作用相同不宜联合使用，如格列本脲加迪沙片或加糖适平，苯乙双胍加二甲双胍。除此之外不同类的药物原则上允许联合用药，如 1 型糖尿病患者用胰岛素加二甲双胍，2 型糖尿病患者可用二甲双胍加磺脲类。

用药过程中应当重视病情监测，并根据病情变化对口服降糖药进行适当调整，这一点至关重要。用口服降糖药治疗糖尿病，开始时常因血糖较高而服用了较多的药物，随着病情的逐渐好转，血糖达到满意控制，稳定后可试减服药量或把原来用的两种药物改为一种药物。这些都应根据病情变化进行调整，切不可盲目减药，否则会使病情加重。

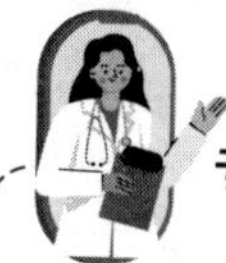

专家提示

什么药才是最好的降糖药？

有人认为价格最贵或降糖作用最强的药就是最好的。其实不然，降糖和引起低血糖是一种药物的两个方面。如果某种药降糖作用强，那么它引起低血糖的机会就必然多。而有些价格贵的药也不一定适合您的病情。所以，对糖尿病患者来说，只要降糖药物适合自己的病情、不良反应小、价格便宜就是好药。

2. 长期口服降糖药对肝肾功能有无损害

任何药物都有一定的不良反应，但与毒性是两回事，对肝、肾有毒的药品是不能被批准上市的。由于药物都要经过肝脏代谢而失活，并经肾脏排泄，故肝、肾本身的功能有损害时会影响药物的代谢和排泄，可能会使有关代谢物在体内缓慢聚集而加重不良反应。因此在肝、肾功能已有损害的患者，大部分口服降糖药不能使用，但是在肝、肾功能正常的情况下，长期服用口服降糖药是不会损害肝、肾功能的，可以放心服用口服降糖药。

3. 病情好转后是否可以停用口服降糖药

糖尿病是一种终身的代谢性疾病，患者体内糖、脂肪代谢发生障碍，这些障碍对绝大多数患者来说单纯通过饮食控制或增加运动是难以完全纠正的，常需借助药物治疗来解决。当药物治疗后，整体代谢恢复正常时，应当继续服用该药物以维持正常代谢状态。一旦停药，代谢缺陷或障碍又会出现，引起血糖、血脂代谢异常，很快血糖升高，病情恶化。这样不但身体受到损害，而且浪费了以前的治疗投入，实在得不偿失。

4. 糖尿病患者服药必须注意的问题

有些人认为得了糖尿病就一定要服用降糖药，其实并不是这样的！患者在初发病时空腹血糖不到 11.1mmol/L，在吃第一口饭到餐后 2h 血糖不到 16.7mmol/L，说明患者胰岛 B 细胞还有一定的功能，只要很好地控制饮食，坚持体育锻炼 2～3 个月，如果血糖控制得比较好，那么暂时不需要服用降糖药，只需继续坚持控制饮食和体育锻炼。如果经过饮食控制和运动治疗，血糖控制仍然不满意，那么就应该服用降糖药了。是否需要服用降糖药还是应该听从

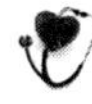

医生的指导。

由于1型糖尿病患者必须长期注射胰岛素，他们都希望能够用口服药物取代胰岛素。那么需要注射胰岛素治疗的患者，如果停止注射胰岛素，用口服药物代替胰岛素的治疗，这样会使病情恶化。所以口服降糖药是不能取代胰岛素的，但是，如果在注射胰岛素的同时联合服用降糖药，就可以减少胰岛素的用量。

“这降糖药不能吃，吃了降糖药就离不开了，而且越吃剂量越大”——有些糖尿病患者有这样的顾虑。我们还是听听专家是怎么说的吧！

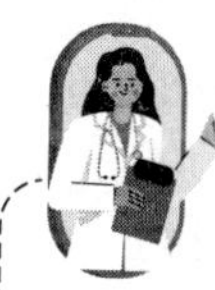

专家提示

这样的担心是不必要的！因为在一个新诊断的患者面对医生的时候，医生要根据病情有个调整的过程，不会一下子就找到适宜的剂量，以为增加剂量就是依赖这是个误解，若干年以后这个剂量也需要加大，而这完全是因为病情的需要，绝对不是依赖或上瘾。

通过饮食控制、药物以及运动治疗，患者的血糖接近正常水平了，医生可能会减药或者是停止用药，这时应该注意以下几点。

减药、停药过程中应该注意监测血糖和糖化血红蛋白的情况，不要看到一次血糖水平较低就急于减药或停药，也不能因此放松饮食控制和体育锻炼。

停药后应该定期监测血糖，如果发现血糖升高，就要立即开始重新服用降糖药。

如果使用一种降糖药治疗效果不满意时可以考虑联合用药。在联合用药时一定本着发挥不同类型药物的优点和特点，减轻不同药物之间的不良反应的原则。联合用药可以改善糖代谢，使血糖得到长期良好的控制，又能保护胰岛B细胞功能，延缓功能衰退，还可以减轻胰岛素抵抗，延缓或减少并发症的发生。

患者在联合用药中除了促胰岛素分泌药的磺脲类药物与非磺脲类药物不能一起服用外，其他各类药物都可以联合使用。

但是还应该注意的是，双胍类、噻唑烷二酮类、α-糖苷酶抑制药等降糖药单独使用不会导致低血糖，与胰岛素或磺脲类药物联合使用就可能会导致低血糖。

现在您是不是对降糖药有了更全面的认识了，相信只要按医生的要求按时、定量服药再加上平时注意饮食控制以及积极配合运动疗法，糖尿病一定能得到很好的控制！

5. 按时服药技巧

利用分格的专用药盒，把一周要吃的药提前装好；做服药日记，记录服药情况，也可设置手机提醒；每天上班的患者可以把药物放在衣兜里，或在家里、单位各放一份，防止遗忘。让家人提醒按时服药。

在家忘记吃药了，幸好办公室也准备了一份
工作

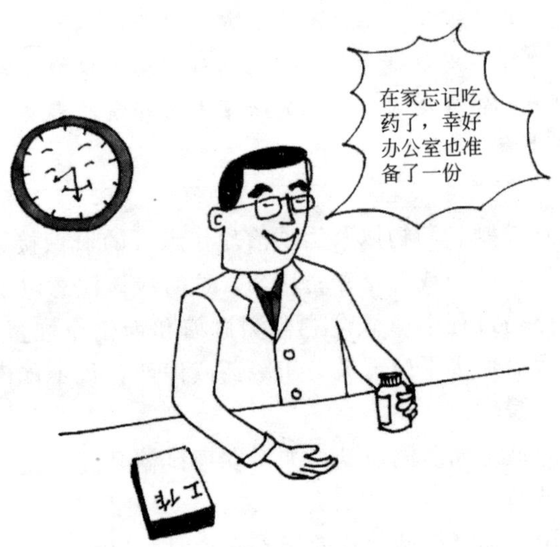

按时服药，谨防遗忘

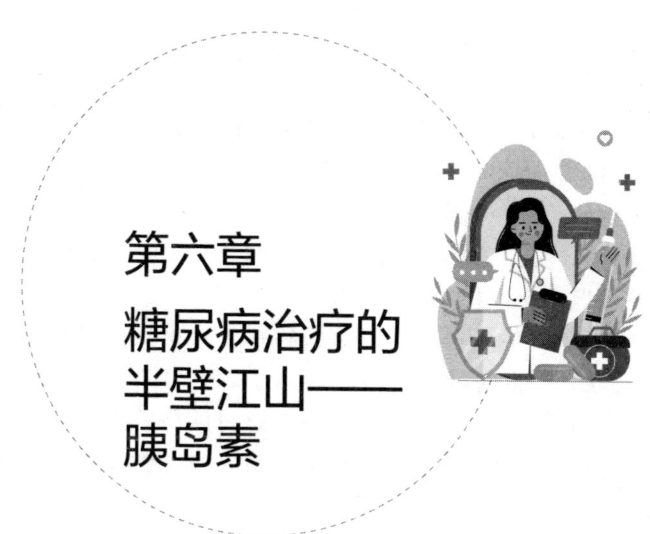

第六章 糖尿病治疗的半壁江山——胰岛素

第一节　哪些糖尿病患者需要使用胰岛素?

大夫，我得糖尿病十多年了，有人说该打胰岛素了，我究竟该不该打胰岛素呢？什么情况下必须使用胰岛素呢？

越来越多的人患上糖尿病，主要的原因有两个：胰岛素分泌不足和胰岛素抵抗。作为人体唯一具有降糖作用的激素，胰岛素还担负着其他职责，包括促进蛋白质、脂肪及糖原的合成。因此，对于糖尿病患者来说，胰岛素治疗的地位举足轻重，很多情况下无法被口服降糖药物所替代。

关于胰岛素，您需要知道以下几点。

① 胰岛素治疗并不提示糖尿病进展为晚期；

② 胰岛素没有“成瘾性”，它是人体内自然存在的一种生物大分子物质。

糖友们应该全面认知胰岛素，抛开错误与成见，不盲目抵触，以免贻误治疗时机；也不能因为觉得只有胰岛素“没有肝肾毒性”而自行过量注射胰岛素，结果导致严重的低血糖事件。只有合理恰当地使用胰岛素，才能有助于糖尿病结局转归及并发症发生发展。

以下这些情况都应该积极使用胰岛素。

（1）1 型糖尿病　这种类型的糖尿病往往发病很急，有明显的“三多一少”症状，严重的可出现糖尿病酮症酸中毒，主要的发病原因是自身的胰岛素严重或完全缺乏。及时进行胰岛素治疗可快速纠正症状，避免危及生命的情况发生。1 型糖尿病需要终生使用胰岛素。

（2）伴有明显高血糖症状的 2 型糖尿病　多数 2 型糖尿病发展比较缓慢，因此有些患者血糖升高后多年没有任何症状。当血糖升高到一定程度，如空腹血糖≥11.1mmol/L 或糖化血红蛋白≥9%时，可出现明显的高血糖症状，如多饮、多尿、乏力、消瘦等，发生酮症或者酸中毒时需首先选择胰岛素治疗，不仅有利于快速控制病情，还可以及时保护胰岛功能，减缓或逆转疾病的发展。

（3）糖尿病分型存在疑惑时　目前通用的糖尿病分型把多数糖尿病患者分为 1 型和 2 型，这并不完全满足临床实践，甚至有医学专家指出每种类型的糖尿病都存在亚型，具有不同的临床特点。有部分患者初次诊断分型存在疑惑、与 1 型糖尿病难以鉴别时，可首选胰岛素治疗。建议先进行一段时间的胰岛素治疗，再根据复查结果确定分型，制定下一步方案。

（4）口服降糖药物治疗不能将血糖控制达标时　2 型糖尿病是缓慢进展的疾病，初次确诊时，只要配合科学的生活方式干预措施（饮食控制、运动），多数患者单纯口服药物治疗就可达到满意的血糖控制。当药物治疗不能有效控制血糖时，需要在口服药物基础上开始注射胰岛素。

（5）病程太长、自身胰岛素分泌严重不足或合并严重慢性并发

 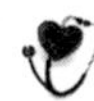

症时　胰岛功能的下降呈进行性，随着病程越来越长，自身胰岛素缺乏逐年加剧，最终口服降糖药物治疗效果很差，需要胰岛素治疗。胰岛功能的好与坏可反映血糖控制的难与易，但不代表病情轻重。有些患者由于早期疏于控制，导致出现慢性并发症，如严重周围神经病变、眼底出血甚至失明、肾功能严重损害等，需要改用胰岛素治疗。

（6）妊娠期间　对于有妊娠计划的患者，应该先控制好血糖再妊娠，或者在备孕期间就开始使用胰岛素治疗，这样才能保证妊娠期间的血糖平稳。因为口服药治疗可能会增加流产、死胎、胎儿畸形等风险，所以一旦妊娠应及时停用口服降血糖药物，改为胰岛素治疗，并且应该尽快把血糖控制在正常范围，防止高血糖对孕妇及胎儿的影响。

对于妊娠期糖尿病者，如果饮食及运动治疗血糖控制不好，应尽早使用胰岛素治疗，将空腹血糖控制在5.3mmol/L以下，餐后1h血糖控制在7.8mmol/L以下，餐后2h血糖控制在6.7mmol/L以下，才能确保妊娠期间母子平安。

（7）外伤、手术　外伤、手术对于糖尿病患者来说是一种应激，在这种应激状态下，各种升血糖的激素会迅速升高，如肾上腺素、皮质醇、甲状腺素等，导致血糖升高明显，严重时可诱发糖尿病酮症酸中毒、糖尿病高血糖高渗状态等急性并发症。这时使用口服降血糖药物很难控制好血糖，必须使用胰岛素治疗，将血糖维持在7.8～10mmol/L，以确保麻醉与手术的安全。

如果是正在使用二甲双胍的糖尿病患者，还存在诱发乳酸性酸中毒的危险，所以，必须在手术前24h停用二甲双胍。必须行紧急手术者，应立即停用口服降血糖药物，严格监测肾功能，并且给予静脉滴注胰岛素，确保血糖平稳。

（8）感染　感染也会激发机体的应激反应，感染时会通过调动体内所有的防御系统来对抗感染给人体带来的损害，其中除了白细胞趋化因子、免疫球蛋白、炎症反应因子等增多外，一些可能升高血糖的激素也会增多，从而导致血糖升高，而血糖升高又会导致感染难以控制。

感染期间不管是哪种口服降血糖药物，都不能很好地控制血糖。所以，当你身体存在有任何感染、特别是严重感染时，必须停用口服降血糖药物，及时使用胰岛素将血糖控制好，以使感染得到很好控制，阻止恶性发展。

（9）肝肾功能异常　肝肾功能异常有两种情况。一种情况是治疗前就有肝肾功能异常，这种情况是糖尿病慢性并发症或其他疾病所致，在治疗上医生会建议你使用胰岛素，而不是使用口服降血糖药物。另一种情况是使用一段时间口服降血糖药物后，出现肝肾功能异常，这是药物引起的不良反应，出现这种情况时应在积极护肝、护肾的同时，及时停用口服降血糖药物，改用胰岛素治疗。

（10）口服药物过敏　不管是什么药物，都有可能发生过敏反应，尤其是口服降糖药物中的磺脲类药物，如格列苯脲、格列齐特、格列美脲等，它们都属于磺胺类药物大家庭中的一员，导致过敏的概率更高，其他口服降糖药物也会导致过敏反应。所以，一旦出现口服降糖药物过敏，就必须立即停用，改用胰岛素进行降糖治疗。

（11）胃肠道不良反应　大多数口服降糖药物都有胃肠道不良反应，特别是双胍类、α-糖苷酶抑制药、DPP-4 抑制药等口服降糖药物，胃肠道不良反应较为常见，主要表现为恶心、呕吐、腹胀、排气多、腹泻等，严重者可引起腹痛、脱水、休克等。所以，服用这类药物如出现严重的胃肠道不良反应，应该及时停用口服药物，改用胰岛素治疗。

（12）贫血　口服降糖药物中有很多可以影响造血功能，其中最常见的是磺脲类，可以直接抑制骨髓造血系统，导致贫血或白细胞减少。其次是二甲双胍，可抑制胃肠道维生素 B_{12} 的吸收而导致贫血。另外，糖尿病晚期、肾功能损害严重时也会因为促红细胞生成因子不足而导致贫血。总之，不管是哪种原因导致贫血，都应该马上停用口服降血糖药物，改用胰岛素治疗。

（13）体重下降明显　医生在为 2 型糖尿病患者选择治疗方案

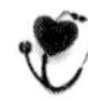

时，体重的增减是医生首先考虑的问题。对于体型肥胖的糖尿病患者，首选既能降血糖又能减少体重的降糖药物治疗；对于体重偏低的糖尿病患者，首选能增加体重的降糖药物治疗。

在所有的降糖药物中，磺脲类、格列奈类等促胰岛素分泌药及胰岛素在调整血糖时会促使体重增加；二甲双胍、DPP-4 抑制药、α-糖苷酶抑制药、SGLT-2 抑制药、GLP-1 类似物等在调整血糖时可使体重下降。如果患者近期体重下降明显，请一定去三甲医院内分泌科就诊，由医生帮你重新调整治疗方案。

（14）新发糖尿病患者　对于新发的糖尿病患者，当空腹血糖大于 11.1mmol/L，餐后 2h 血糖＞16.0mmol/L，糖化血红蛋白大于 9.0％，需要先用胰岛素强化治疗。因为高血糖毒性会导致机体组织对胰岛素的敏感性降低，抑制胰岛 B 细胞对血糖的敏感性，最后使胰岛素抵抗加重、胰岛素分泌不足。在这种情况下，必须先用胰岛素去除高血糖毒性作用，一般在强化治疗半个月至 3 个月后复查胰岛素功能，如果胰岛功能已经恢复可给予口服降糖药物治疗。

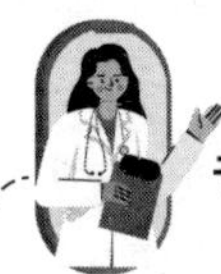

专家提示

使用胰岛素真的这样可怕吗？

胰岛素的治疗在糖尿病治疗中是一个很重要的手段。2 型糖尿病原则上说患者自己能够合成和分泌一部分胰岛素。这种细胞的功能会逐渐减退，所以它不能分泌足够的胰岛素。在起病的时候空腹血糖就很高的糖尿病患者可以用一段时间的胰岛素治疗。用胰岛素的目的就是使患者的血糖能够得到比较好的控制。把患者的血糖降下来以后，患者胰岛的功能能够得到一定恢复，之后还可以用口服降糖药。并不等于每一个 2 型糖尿病患者都需要这样治疗，还应根据患者病情采取不同的治疗手段。

第二节　尽早使用胰岛素有哪些好处？

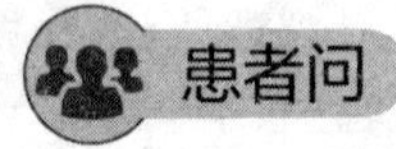

大夫，我听患友说千万不能打胰岛素，打上胰岛素就说明糖尿病到晚期了，是不是真的？

使用胰岛素不代表疾病进入晚期了，有些情况下尽早使用胰岛素反而有“好处”。

（1）保护胰岛功能　及早应用胰岛素可以消除高血糖、高血脂的毒性作用，让超负荷、“有病”的胰岛细胞得以休息，减轻胰岛B细胞的负担，保护胰岛分泌功能，延缓B细胞的衰竭。

（2）改善胰岛素抵抗　2型糖尿病患者经过胰岛素治疗后能够增加外周组织对胰岛素的敏感性，改善胰岛素抵抗。

（3）恢复胰岛素第一相分泌　胰岛素第一相分泌指的是B细胞受葡萄糖刺激后的1～3min，快速分泌胰岛素，呈一个尖锐的高峰曲线，持续10min左右胰岛素分泌减弱，这对维持糖耐量正常和控制餐后高血糖具有重要作用。2型糖尿病最初表现就是胰岛素第一相分泌消失，早期胰岛素强化治疗有助于恢复第一时相分泌，保存剩余B细胞功能。

（4）减少并发症的发生和发展　2型糖尿病患者尽早实施胰岛素治疗，有利于维持正常的糖、脂代谢，改善胰岛素抵抗，使血糖长期达标，大大减少糖尿病慢性并发症的发生和发展。

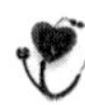

第三节　对胰岛素常见的误解有哪些？

大夫，得了这么多年糖尿病，血糖总是控制不好，看过好多次医生，他们建议打胰岛素，但我听身边人说打了胰岛素就离不了了，我该怎么办呢？

部分人对使用胰岛素存在一些误解，致使在病情需要胰岛素治疗时却拒绝使用，错失良机。这部分患者拒绝使用胰岛素的理由常见的有以下几种：注射胰岛素会使“非胰岛素依赖型糖尿病”变成“依赖型”；使用胰岛素会“上瘾”，用上胰岛素就再也撤不掉了；使用胰岛素需要注射，太麻烦；胰岛素是“激素”，激素有很多不良反应；对打针有一种心理恐惧；害怕病情失控，胰岛素越打越多；害怕戴上终末期的帽子，认为自己的糖尿病加重了；害怕被人视为残疾人；害怕因打针不便于参加社会活动；害怕自己掌握不好注射技能，造成注射事故。其实产生这些误解的原因是由于患者误传误听，而医生对糖尿病知识普及和宣传教育不够，使患者没有信心；或者以前糖尿病分类过于强调“非胰岛素依赖型”；或者医生曾用打针吓唬患者。结果，许多患者明明具备胰岛素的应用指征也拖着不用，听任各种慢性并发症发生发展，直至出现肾功能衰竭、失明或截肢后才追悔莫及。

1. 认为胰岛素是糖尿病治疗的最后一招，注射胰岛素意味着病情很严重了！

胰岛素是良好的血糖控制工具之一，使用胰岛素并不意味着病情重。随糖尿病病程进展，胰岛功能以每年约5%的速度减退，即使严格遵照医嘱进行口服降糖药治疗，大部分患者最终还是需要胰岛素治疗，因此使用外源性胰岛素治疗是糖尿病进展的必然结果。采用胰岛素治疗是病情的需要，是疾病发展到了需要使用胰岛素治疗的关键阶段。早期使用胰岛素有诸多益处，如肝肾不良反应小、有助于减少口服药物用量及不良反应。

2. 注射胰岛素会上瘾?

药物成瘾是指药物和身体相互作用导致使用者的精神及生理异常，令使用者产生难以克制的获取及连续使用的渴望，目的是为了体验这些药物产生的欣快感，是一种心理上的依赖。这种成瘾并非生理或医疗需要，对身心健康有百害而无一利。而胰岛素严格意义上讲不是药物，而是一种维持人血糖水平的生理激素。因此，注射胰岛素会上瘾的说法是不对的。

3. 注射胰岛素很痛?

胰岛素注射针很细小，因为患者只需将胰岛素注射入皮下即可。而且胰岛素注射针头上都有一层涂层，这层涂层起到润滑的作用，让针头更容易刺入皮下。实际上大部分人在注射胰岛素时基本感觉不到疼痛。还有许多注射技巧可以减轻疼痛，如避免注射针的重复使用，每次注射更换针头，等酒精挥发后再注射，冰箱中取出胰岛素后需要复温、进针要快、肌肉要放松、避免在毛发根部注射、更换注射部位等。

4. 胰岛素比口服药更容易引起低血糖?

使用胰岛素可能发生低血糖，但许多口服降糖药也可能发生低血糖。容易发生低血糖反应的患者主要是老人、肝肾功能减退者及有严重微血管和大血管并发症的患者，不仅仅发生在使用胰岛素的患者身上。发生低血糖可能有很多原因，如进食量少、漏餐、运动过度、增加药物剂量或胰岛素注射过量等。可通过学习交流、血糖监测、调整药物、饮食和运动的平衡，避免低血糖的发生。同时患者及家人一定要了解低血糖发生时的症状和处理方法，帮助患者顺利渡过低血糖发作，避免严重不良后果。

5. 注射胰岛素会变胖?

开始胰岛素治疗后，血糖代谢紊乱状况可以得到有效控制，患

 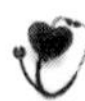

者随尿液丢失的能量会减少，如果没有控制饮食，体重就会在短期内增加。有的患者因害怕低血糖而故意多进食，也可能导致体重增加。体重对病情的影响，关键不在于增加或减少，而在于控制得当，体重控制在正常标准范围内就可以。

6. 胰岛素比口服降糖药不良反应大？

胰岛素和其他口服降糖药物一样都存在不良反应，但其不良反应比口服降糖药要少很多。胰岛素还有很多口服降糖药无法达到的优势，如作用更快、效果更好、剂量调剂更精细、没有未知的不良反应。局部的不良反应也可通过注射技术的提高，如注射部位的轮换而减少发生，必要时医生会调整方案和治疗来缓解症状。

7. 胰岛素的花费太高？

有这种认识的患者主要存在两种顾虑。

（1）注射胰岛素比吃口服降糖要贵　糖尿病患者大约80%的医疗费用都用在并发症的治疗方面。不及时使用胰岛素，血糖长期控制不达标，并发症将在不知不觉中发生、发展，将对健康产生不良的影响。使用胰岛素治疗能够更好地控制血糖，防止或延缓并发症的发生、发展，因而可降低糖尿病相关并发症的治疗成本。使用胰岛素初期，为了找到合适的剂量，会需要较高的监测血糖频率而产生一些费用。但患者同时服用两种甚至三种口服降糖药，总费用比胰岛素更高。

（2）经常更换针头使费用增加　不更换针头可能会导致注射部位感染，由此产生的健康损害及费用将会比更换针头贵得多。胰岛素注射针头部都有一层涂层，起润滑作用，让针头更容易刺入皮下，有减轻疼痛的作用，避免因疼痛而放弃使用胰岛素治疗，从而加速并发症的发生发展，反而增加医疗费用。

8. 胰岛素用量将越来越大而无法逆转

用胰岛素治疗的2型糖尿病患者，胰岛B细胞因负担减少而得到休息和恢复，一部分患者在维持血糖良好控制的情况下胰岛素用量会逐渐减少，直至可以改为口服降糖药治疗，这种例子在临床实践中并不少见。其中的道理很简单，就像马拉车一样，自身的胰岛 B 细胞就是拉车的马，如果它偷懒可以打鞭子，也就是用口服药；如果它病了您就不该打鞭子，而是再套上一匹马帮助它拉车，让它休息一段时间，等它恢复了再接着拉车，否则您的马就会累死，那时，您也就只好另选一匹马（其实就是外源性胰岛素）来拉车了。相信您会是一个聪明的车夫，不会将自己的马打死或累死。

有些患者在使用胰岛素治疗的过程中，胰岛素用量不能逐渐减少，或者患者有较严重的糖尿病慢性并发症，这些患者就不能撤除胰岛素治疗了，这种情况多见于 2 型糖尿病患病时间较长、血糖控制又不好的患者。但其原因不在于是否使用了胰岛素，而是本身的病情所致，而且及时的胰岛素治疗还有可能使一部分人的胰岛 B 细胞功能恢复，有利于血糖稳定。

9. 注射治疗不方便？

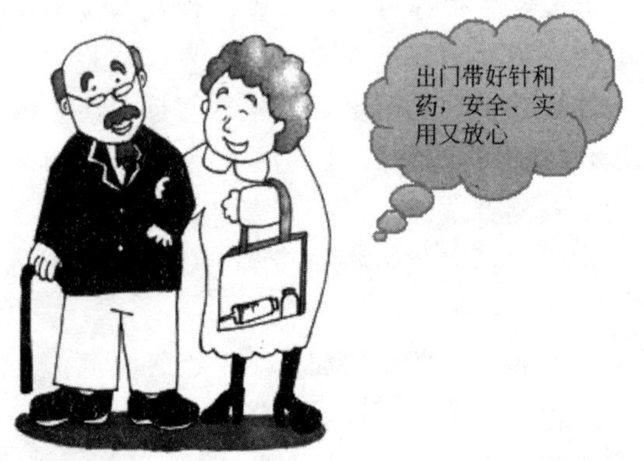

也有真正胰岛素“依赖”的情况，1 型糖尿病患者不用胰岛素治疗就会发生酮症酸中毒，甚至昏迷死亡；某些 2 型糖尿病者因有严重的慢性并发症而需要长期使用胰岛素治疗。这些患者需要终生注射胰岛素治疗，注射时有点痛，出门要带着针和药，均会带来不少不便。如果您认为这是“害”，那么，您会选择“酸中毒”和“昏迷”吗？相信您会“两害相权取其轻”。如果这依赖能救命，您

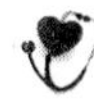

又何必在乎呢？况且目前胰岛素的给药技术不断改进，可以适应各类糖尿病患者的需要。胰岛素注射专用注射器直接以单位为刻度，清晰醒目，注射时的痛感只如被蚊子叮了一般；胰岛素注射笔可储存2周左右的胰岛素，随身携带极为方便，而且视力不好的人只需听笔转动的声音就可判断注射多少量的胰岛素，注射剂量准确、无痛；无针注射仪靠强大的压力将胰岛素喷入皮下，可供经济富裕的患者或儿童选用。胰岛素泵可以模仿正常人体胰腺分泌胰岛素的模式，并且可以准确使血糖控制到正确的范围。总之胰岛素制剂在不断改进，使注射越来越简单方便。在如此方便的条件下，如病情需要，为什么要拒绝胰岛素呢？

已有大量研究显示，将血糖控制到接近正常的水平可使糖尿病的严重并发症减少50%左右。因此，对某些糖尿病患者来说，适时地接受胰岛素治疗，是健康和生存的需要，更是一种明智的选择。

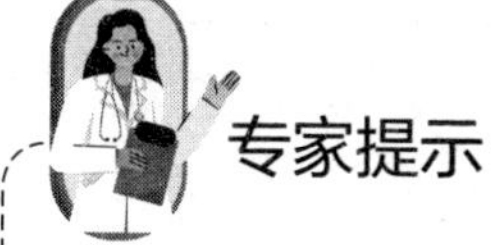

胰岛素治疗的益处

降糖作用强于口服药；迅速达到降糖效果，解除高血糖造成的组织毒性；早期补充，可减轻胰岛负担，有助于B细胞功能恢复；有效阻止或延缓糖尿病并发症的发生与发展；改善患者体力和精神状态，提高生活质量；对肝、肾、胃肠的不良反应少，建议糖尿病患者早期应用胰岛素治疗，尽早获益。

第四节　胰岛素有哪些类型？

大夫，这个胰岛素有多少种啊，我是睡前打胰岛素，我家邻居说

他是饭前打胰岛素，有什么区别吗？怎么听说还有动物胰岛素啊，那我用的是人的还是动物的？

根据来源和化学结构的不同，胰岛素可分为动物胰岛素、人胰岛素和胰岛素类似物。动物胰岛素主要是牛胰岛素和猪胰岛素，目前临床已很少应用。根据作用时间的差异，胰岛素又可分为超短效胰岛素类似物、常规（短效）胰岛素、中效胰岛素（NPH）、长效胰岛素和长效胰岛素类似物、预混胰岛素和预混胰岛素类似物。胰岛素类似物与人胰岛素相比控制血糖的效能相似，但在减少低血糖发生风险方面胰岛素类似物优于人胰岛素。见表6-1。

表6-1　胰岛素分类

胰岛素制剂		起效时间	峰值时间/h	作用时间/h
餐时胰岛素	短效胰岛素	15～60min	1.5～2.5	5～8
	超短效胰岛素类似物			
	（门冬胰岛素）	10～15min	1～3	3～5
	（赖脯胰岛素）	10～15min	1～1.5	4～5
基础胰岛素	中效胰岛素	1.5h	4～12	最长24
	长效胰岛素	3～4h	8～10	长达20
	长效胰岛素类似物	2～3h	无明显峰值	长达30
预混胰岛素	预混胰岛素			
	（HI 30R、HI 50R、HI 70/30）	30min	2～8	最长24
	预混胰岛素类似物			
	（预混门冬胰岛素30）	10～20min	1～4	最长24
	（预混赖脯胰岛素25R）	15min	1.5～3	16～24

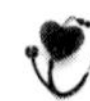

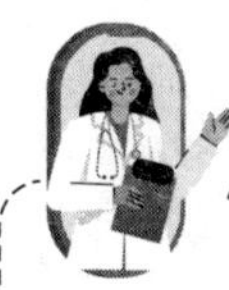

小贴士

① 一般商品名中带有“R”的为短效胰岛素，带有“N”的为中效胰岛素，带有数字或数字比例的为预混胰岛素；短效或超短效为澄清溶液，中效及预混胰岛素为乳白色悬浮液，用之前需充分混匀。

② 只有超短效和短效胰岛素可以静脉注射，其他中效、长效和预混胰岛素不能静脉使用；短效和超短效若皮下注射只能在餐前，不可在空腹或睡前使用。

③“3-2-1”原则：一般超短效和短效胰岛素一天注射 3 次，用于控制三餐后血糖；预混胰岛素一天注射 2～3 次，在餐前注射；长效胰岛素一天注射 1 次，用于控制基础血糖。

④ 同一品牌的胰岛素产品，其商品名开头常常类似，注意不要混淆，但也可借此区分不同品牌的胰岛素产品。

⑤ 按照剂型，可分为瓶装胰岛素、注射笔＋笔芯、特充。笔芯胰岛素的浓度是瓶装胰岛素的 2.5 倍，千万不能用普通注射器抽取笔芯胰岛素剂量的液体直接注射到人体中，否则会产生低血糖反应。特充是一次性胰岛素笔，内含药液，用完后直接丢弃；笔芯即笔芯状药液，需要配备专门的胰岛素笔。不同厂家的胰岛素笔不同，不可以混用，药液用完后购买笔芯替代，不需要重复买笔，较特充更经济实惠。

⑥ 预混胰岛素：预混是将超短效或短效胰岛素与中效胰岛素按一定比例预先混合而成，短效成分可快速降餐后血糖，中效部分缓慢持续释放，起到代替基础胰岛素的作用。药品上的数字代表了短效和中效胰岛素各种所占的比例，30 代表短效占 30％、中效占 70％，25 代表短效占 25％、中效占 75％，50 则代表短效和中效各占 50％。

国内常用胰岛素的种类如下。

① 超短效胰岛素：诺和锐（门冬胰岛素）、优泌乐（赖脯胰岛素）、速秀霖（重组赖脯胰岛素）。

② 短效胰岛素：普通胰岛素、常规优泌林、诺和灵 R、甘舒霖 R。

③ 中效胰岛素：中效优泌林、诺和灵 N、甘舒霖 N。

④ 长效胰岛素：鱼精蛋白锌胰岛素、来得时（甘精胰岛素）、长秀霖（甘精胰岛素）、诺和平（地特胰岛素）、诺和达（德谷胰岛素）。

⑤ 预混胰岛素：优泌林 70/30、诺和灵 30R、诺和灵 50R、甘舒霖 30R。

⑥ 预混胰岛素类似物：诺和锐 30、优泌乐 25、优泌乐 50、速秀霖 25。

第五节　胰岛素种类繁多，如何选用才恰当?

大夫，听你介绍了这么多种胰岛素，哪一个适合我?

1. 短效或超短效胰岛素

本类由于起效时间快，作用时间短，便于调整剂量，能在较短时间内控制好血糖，主要适用于以下情况。

① 在胰岛素治疗的最初阶段，用短效胰岛素来调整和摸索胰岛素用量。

② 用于糖尿病酮症酸中毒、糖尿病高渗性昏迷的抢救。

③ 严重感染、大手术、心脑血管卒中等急性应激状态。

④ 控制餐后高血糖。

⑤ 与中效、长效胰岛素配合使用，对患者实施胰岛素强化治疗。

⑥ 用于胰岛素泵的治疗。

2. 中长效胰岛素

本类用于补充基础胰岛素分泌不足，主要用于以下情况。

（1）联合治疗　三餐前用口服降糖药物，睡前注射中效（或长效）胰岛素。

（2）替代治疗　三餐前注射短效（或速效）胰岛素、睡前注射中效（或长效）胰岛素。

注意，由于中效胰岛素的作用维持时间不足 24h，因此，有些患者可能每天需要注射两次（早餐前、晚睡前），否则，患者可能会出现晚餐前基础血糖偏高。

3. 预混胰岛素及预混胰岛素类似物

预混胰岛素是由短效胰岛素和中效胰岛素按一定的比例混合而成，可同时提供基础及餐时胰岛素。主要用于以下几种情况。

（1）在生活方式和口服降糖药物联合治疗的基础上，如果患者 HbA1c＞7.0％，且以餐后血糖升高为主，可以用预混胰岛素作为起始治疗。

（2）接受“三短一长”胰岛素强化治疗的患者，在血糖控制平稳以后，为了减少胰岛素的注射次数，可以改用预混胰岛素（或预混胰岛素类似物）每日早、晚餐前半小时皮下注射。

（3）强化治疗方案　我国饮食结构是以碳水化合物为主，餐后血糖比空腹血糖升高更为显著。因此，对我国多数 2 型糖尿病患者，尤其是对尚存部分胰岛功能且血糖波动不是太大的 2 型糖尿病患者来说，预混胰岛素比较适合。

采用预混胰岛素对患者饮食配合要求较高，早、晚进餐时间最好相对固定，必须在餐前 30min 皮下注射，以保证药效高峰与餐后血糖高峰时间同步，否则容易引起血糖波动及低血糖风险增加。

此外，预混胰岛素对于部分患者午餐后血糖控制欠佳，需要午餐时加服一片降糖药（如阿卡波糖等）控制午餐后高血糖。

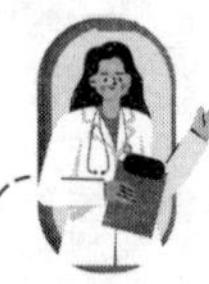

小贴士

超短效和短效胰岛素起效快、作用时间短，剂量调整方便，既可皮下注射，也可静脉滴注，主要用于补充餐时胰岛素以及糖尿病急性并发症的救治。

中、长效胰岛素起效慢、药效持久，只能皮下注射，不可静脉滴注及急救使用，通常是与口服降糖药（或短效胰岛素）联用，用于补充基础胰岛素。

预混胰岛素可同时提供基础及餐时胰岛素，主要用于餐后血糖升高为主且尚存部分胰岛功能的2性糖尿病患者。

第六节 如何注射胰岛素?

大夫，我没用过胰岛素，胰岛素往哪打呀？是护士给打还是自己打？怎么打？

1. 注射方式

一般使用某些可能导致过敏的药物，如青霉素、破伤风抗毒素血清等做试验时，是皮内注射；一些止痛、退热等需要快速吸收的药物，是肌内注射。而胰岛素注射是皮下注射，要求将胰岛素注射在皮下组织内，要避免注射到肌内。

2. 注射部位的位置

根据人体的血管、神经、皮下组织的情况以及是否方便注射等

因素，适合注射胰岛素的部位主要有以下几个。

（1）腹部　腹部注射的部位，上端不高于最低肋缘以下 1cm；下端不低于耻骨联合以上 1cm，中间避开以脐为中心，直径 5cm 以内（或半径 2.5cm）的区域，均可注射。但是，越是靠近腹壁两侧的皮下组织越薄，为防止注射到肌肉组织，偏瘦的患者可捏起皮肤注射。

（2）上臂外侧的中 1/3 处　将上臂从肩峰到肘部平均分为三段，适合在上臂中段的外侧或后侧注射。在上臂三角肌的下缘，偏瘦的患者要避免注射到三角肌内。禁止注射在内侧，因为内侧的血管和神经丰富，疼痛明显，且容易发生感染。

（3）双侧大腿前外侧的上 1/3 处　此处的皮下组织较厚，且能避开膝关节，离坐骨神经和大血管较远，相对安全。肥胖患者大腿前外侧的中 1/3 处也可以注射。禁止注射在大腿内侧，曾有患者因注射在内侧发生大面积感染、化脓、切开引流的痛苦经历。

（4）双侧臀部外上侧　臀部皮下组织较厚，即使消瘦的患者或者小儿，此处的皮下组织也比较丰富，所以，注射到肌肉层的风险最低。

3. 不同的注射部位的吸收速率

① 腹部吸收最快，60min 可 100%吸收。

② 上臂吸收较快，75min 可吸收 85%。

③ 大腿吸收较慢，90min 可吸收 70%。

④ 臀部吸收最慢。

4. 根据胰岛素的种类选择注射部位

① 短效胰岛素：希望胰岛素尽快吸收，可选择腹部注射。

② 速效胰岛素类似物：胰岛素类似物的吸收速率不受注射部位的影响，可在任何部位注射。

③ 中长效胰岛素或长效胰岛素类似物：希望胰岛素缓慢吸收，可选择大腿或臀部。

④ 预混人胰岛素或预混胰岛素类似物：早餐前注射在腹部，以加快胰岛素的吸收，降低早餐后血糖；晚餐前注射在大腿或臀部，以延缓胰岛素的吸收，预防夜间低血糖。

5. 注射部位应每次更换

反复在同一部位注射胰岛素，会发生皮下组织增生，形成硬结。如果不慎将胰岛素注射在硬结上，将降低胰岛素的吸收率，导致胰岛素吸收时间延长，血糖控制不佳，造成血糖波动。所以，从开始注射胰岛素的时候，就要养成注射部位轮换的习惯，防止皮下组织增生或硬结的形成。轮换注射包括不同注射部位之间的轮换和同一注射部位内的轮换。

可将腹部注射部位分为四个等分区域，大腿或臀部可分为两个等分区域，每周使用一个等分区域，并始终按照顺时针的方向轮换注射。但是，不管在哪个等分区域内注射，相近的两次注射至少间隔1cm。

6. 注射注意事项

（1）每次注射前均要触摸注射部位　长期注射胰岛素的患者，由于操作不当，如同一部位反复注射或者不更换针头等原因，导致皮下组织增生，容易形成硬结。胰岛素一旦注射到有硬结的部位，就会影响胰岛素的吸收，降低治疗效果。

所以，每次注射前一定要触摸胰岛素注射部位，避开有瘢痕、硬结、触摸感到疼痛的部位。一旦发现注射部位有疼痛、红肿、溃疡、硬结、凹陷、凸起、增生、萎缩等现象出现，要立即停止在该部位注射，并及时查明原因，必要时妥当处理。

（2）每次注射前要目测注射深度　一般成人皮肤厚度为1.25～3.25mm，平均厚度2mm，目前使用的胰岛素针头长度有4mm、5mm、8mm、12.7mm等几种。每次注射前，要目测针头至肌肉层的距离。

若目测发现针头过长，可能到达肌肉层，则要捏起皮肤注射或45°进针，捏起皮肤时要注意用拇指、食指和无名指提起注射部位的皮肤，切忌大把抓取，以免同时将肌肉抓起。

（3）每次注射后不要按揉注射部位　注射后应迅速拔出针头，勿用干棉签按压注射部位，以免针头太短，作用力与反作用力的作用导致注射的胰岛素部分被干棉签吸收，造成胰岛素剂量注入不

 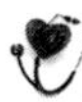

足。也不要反复按揉注射部位，以免加速局部血液循环，导致胰岛素吸收过快而发生低血糖。

（4）至少每年一次请专业人员评估　至少每年一次找糖尿病专业护士评估一下注射部位轮换是否正确，有无存在注射不当之处，并加以纠正。

（5）注射部位受限时胰岛素应怎么注射　患者腹部或肢体手术、外伤等情况，上述注射部位不便注射时，如腹部手术后缠着腹带，上肢烫伤或下肢外伤后被绷带包扎，使可选择的注射部位严重受限。此时上肢的前臂外侧中段和膝关节以下的下肢中段前外侧也可以作为胰岛素注射的可选部位，因为这些部位的皮下组织也比较丰富。

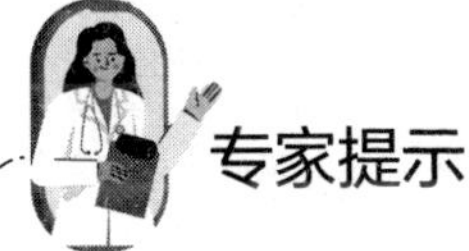

专家提示

胰岛素注射部位的轮换原则

① 选左右对称的部位注射，并左右对称轮换注射。这样可避免因不同部位胰岛素吸收不同而造成的血糖波动。

② 同一注射部位内注射区的轮换要有规律，以免混淆。

③ 不同部位胰岛素吸收由快及慢，依次为腹部、上臂、大腿、臀部。

④ 如果偶尔吃饭时间可能提前，则选腹部注射胰岛素；如果推迟，则选臀部注射。

第七节　使用胰岛素有哪些注意事项？

大夫，我这人老了，记性不好，总是忘记打胰岛素，想起来了还能补打吗？打胰岛素有什么需要注意的吗，您给我讲讲。

医生答

1. 忘记注射胰岛素如何处理

见表 6-2。

表 6-2　忘记注射胰岛素及处理

<table>
<tr><th colspan="2">忘记注射情况</th><th>处理方法</th></tr>
<tr><td colspan="2">使用速效胰岛素类似物</td><td>餐后即刻注射</td></tr>
<tr><td rowspan="3">早、晚餐前注射预混胰岛素</td><td>早餐前忘记</td><td>可在餐后立即补注</td></tr>
<tr><td>已到中午</td><td>检查午餐前血糖，超过 10mmol/L 时，可在午餐前临时注射一次短效人胰岛素或速效胰岛素类似物</td></tr>
<tr><td></td><td>切不可把早、晚两次预混胰岛素合并成一次，在晚餐前注射</td></tr>
</table>

2. 胰岛素的保存

未开封使用的应在 2～8℃于冰箱中冷藏，使用前必须先取出并放置至室温，保存时切勿冷冻。正在使用或随身携带的备用品在室温（不超过 25～30℃）保存最长 4～6 周，保存在原包装盒内以避光和过热。外出旅行时应装入随身携带的包中，避免冷、热及反复震荡。

3. 胰岛素使用注意事项

① 避免酗酒、空腹饮酒，因酒精可增加降糖作用易致低血糖。

② 不能把瓶装胰岛素与笔芯装胰岛素混合。如果笔芯中剩余少于 12 个单位应更换笔芯。

③ 观察药瓶外观如发现团块或有粘结于瓶底或瓶壁类似“霜”的颗粒出现则不能使用。

④ 预混胰岛素使用前，先在手心中水平滚动 10 次，再 180°上下晃动 10 次至药液呈均匀的混悬状态或乳浊液。

⑤ 同一注射区域内按顺时针方向轮换注射点，任何部位注射均应距上次注射点 1cm 以上。运动前不要在大腿和上臂注射。

 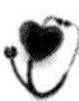

⑥ 每次注射后卸下针头，避免药液从针头漏出造成浪费。如果不卸下针头即使盖上笔帽也可导致细菌通过针管进入笔芯，增加药液污染概率，使药物失效；此外，胰岛素漏液导致比例改变会影响血糖控制。

⑦ 每次注射应更换针头。重复使用针头会加重注射部位疼痛，造成针头断裂或针管堵塞甚至部分折在体内，影响剂量的准确性。

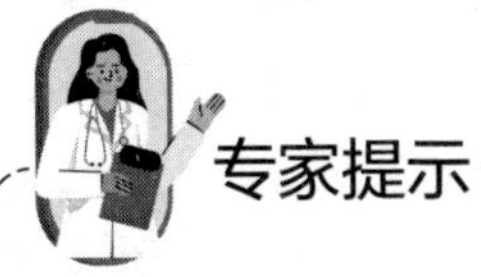

专家提示

胰岛素的注射

准备注射前应核对正确的剂型、准确的剂量、正确的时间；保持手部清洁，准备好所需用品，必要时监测血糖并记录。胰岛素的注射按如下步骤操作：①选择注射部位；②消毒皮肤；③插入针头（肥胖者拉紧注射部位皮肤，垂直进针；消瘦者捏起注射部位皮肤，垂直或倾斜进针）；④快速推完注射器内药液；⑤数到 30，拔出针头；⑥按压注射部位（不要按摩）。

4. 旅行、出差时胰岛素的携带及贮存

长途旅行应随身携带，而不要放在旅行袋等行李中，更不能放在托运的行李中；保存不超过 1 个月可不放于冰箱，应避免药瓶暴露于阳光或高温、温度过低等特殊情况下；在酒店等有条件提供冰箱场所时，建议储存在冰箱内。

第八节　胰岛素的 6 个不良反应危害可不小！应对学妙招

大夫，听您说了胰岛素这么多好处，它就没有缺点吗？是药三分毒呀。

在胰岛素治疗过程中经常遇到的6种不良反应要当心了，很严重！应对策略有针对，来学习一下吧。

（1）低血糖反应常发生在使用胰岛素的患者中，当患者胰岛素剂量大了、体内胰岛素积蓄（肾脏病变导致清除率下降）、未根据胰岛素的种类及时进餐、进食量偏少、运动量过大等情况下，均会引发低血糖。

应对策略：注射前仔细核对胰岛素的名称和剂量，掌握正确的操作方法，胰岛素量必须准确；尽可能保持规律饮食，注射胰岛素后按要求进食，如进食较少甚至不能进食等，必须在医生指导下减量甚至停止使用胰岛素；适量运动，切记不宜空腹运动；定期监测三餐前后血糖，有时还需监测凌晨3时的血糖；正确掌握胰岛素的注射部位。

（2）有些糖友使用胰岛素后，血糖控制很好，但同时可能伴有水肿，这与胰岛素控制血糖后体内水分增多有关。

应对策略：轻度的水肿现象无需特殊治疗，也不必停用胰岛素；有水肿时，注意要低盐饮食，每天食盐量3～6g；适当限制饮水量；个别水肿程度较重者，可以加用小剂量利尿药（如氢氯噻嗪），以防止引发心力衰竭。

（3）如果注射胰岛素后，出现注射部位红肿、瘙痒、荨麻疹、血管神经性水肿，严重的全身起疹子、出汗、胃肠道不适、呼吸困难等，甚至过敏性休克，这就说明是对胰岛素过敏。

应对策略：经常变换注射部位；注射针头要做到一次性使用；已经开封、正在使用的胰岛素不要放在冰箱里，预混胰岛素和中效胰岛素使用前要充分摇匀。

注意，如果只是注射胰岛素的局部发生了过敏反应，且症状较轻，过一段时间就会自行消退。若反应持续不退，也可外用或口服抗过敏药物，也可以在医生的指导下更换不同种类或厂家的胰岛

素，或换用口服降糖药。

（4）脂肪营养不良有两种表现：一是皮下脂肪萎缩，也就是注射部位的皮肤出现局部凹陷，主要和胰岛素制剂不纯相关；二是皮下脂肪增生，也就是皮下组织出现增生或硬块，因为胰岛素有刺激局部脂肪增生的作用。

应对策略：每次注射胰岛素应该改变位置，1 周内不要在同一个部位注射 2 次；也可以在专业医生的指导下采用热敷、按摩等理疗使组织慢慢恢复原有状态。

（5）胰岛素所致的体重增加多发生于 2 型糖尿病、血糖控制严格或治疗前体重超标的患者。

应对策略：增加运动的次数与时间；科学饮食，控制总能量，根据标准体重、活动量、年龄等计算每天的总能量，合理分配，并增加富含粗纤维蔬菜的摄入；在医生的指导下，联合使用阿卡波糖或二甲双胍、GLP-1 激动药、DPP-4 抑制药等药物，这些药物有减轻体重的作用。

（6）初用胰岛素治疗的糖尿病患者有时会出现视物模糊。

应对策略：出现这种情况不必担心，人体对降下来的血糖逐渐适应以后，视力就会在几周内逐渐恢复，如果是渐渐看不清东西，而且血糖控制好了也不恢复，建议去眼科检查有没有眼底病变。

重要提示，糖友应正确认识胰岛素，了解胰岛素的不良反应及注意事项，掌握预防和初期应对措施，以减少不良反应的发生，减轻危害。

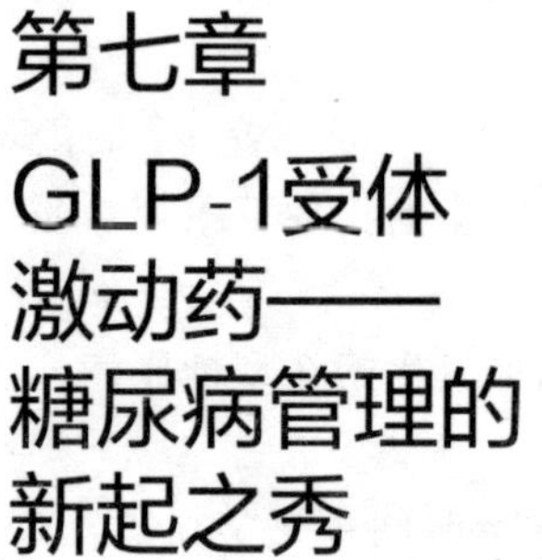

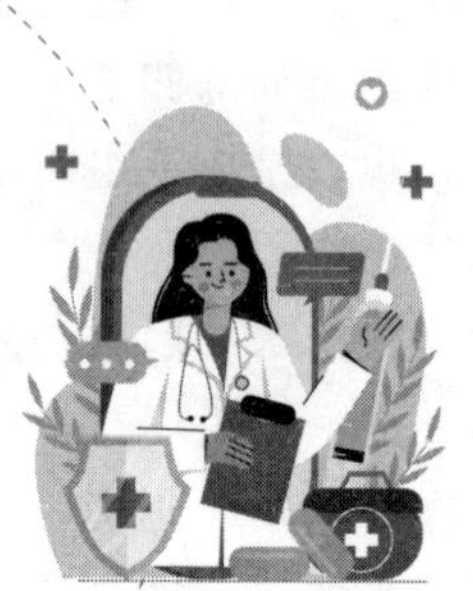

第七章 GLP-1受体激动药——糖尿病管理的新起之秀

第一节　GLP-1 受体激动药是什么？

患者问

大夫，我的一个朋友说他用了一种新的降糖药，叫 GLP-1 受体激动药，说效果挺好的，这是个什么药啊？

医生答

GLP-1（胰高血糖素样多肽-1）受体激动药是近年来降糖药物的一个热点研发方向。GLP-1 是由肠道 L 细胞分泌的一种肽类激素，它通过葡萄糖依赖方式作用于胰岛 B 细胞，促进胰岛素基因的转录，增加胰岛素的生物合成和分泌；刺激胰岛 B 细胞的增殖和分化，抑制 B 细胞凋亡，从而增加胰岛 B 细胞数量；还能抑制胰高血糖素的分泌，抑制食欲及摄食，延缓胃内容物排空等。

这些功能都有利于降低餐后血糖并使血糖维持在恒定水平。但

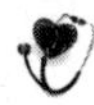

它易被二肽基肽酶4（DPP-4）水解，半衰期不到5min，很快作用就消失了。基于此原理，人们着手研究了GLP-1类药物，名字就叫GLP-1受体激动药，且半衰期较天然GLP-1延长。GLP-1受体分布于胰岛细胞、胃肠、肺、脑、肾脏、下丘脑、心血管系统、肝脏、脂肪细胞、骨骼肌等，GLP-1受体激动药通过模拟天然GLP-1激活GLP-1受体而发挥降血糖作用。GLP-1受体激动药不仅降糖效果显著，单独使用发生低血糖的风险小，同时兼具减重、降压、改善血脂谱等作用。

第二节　GLP-1受体激动药有哪些优势?

大夫，GLP-1受体激动药现在很“火”呀，很多病友都换药了，同样是降糖药，它有什么过人之处吗?

医生答

最新的调查显示中国大陆地区糖尿病患者总人数约为1.298亿。与非糖尿病患者相比，糖尿病患者的死亡风险显著增加，微血管并发症和大血管并发症是糖尿病最严重的并发症，平均缩短患者生命9年，伴有心血管疾病预计缩短12年生命。

大血管并发症正在成为2型糖尿病（T2DM）患者死亡的主要原因。有研究显示，糖尿病患者发生心血管疾病的风险是非糖尿病人群的4倍，70%的糖尿病患者死于心血管疾病。糖尿病及其并发症正在严重威胁国民生命健康，增加大众及社会负担，强效降糖并尽早控制并发症是帮助患者改善生命周期和生活质量的关键。

大型研究先后证实，GLP-1受体激动药对既往伴有/不伴有心血管不良事件的糖尿病患者都能获得可靠的治疗效果，并且不增加心血管不良事件。GLP-1受体激动药如度拉糖肽还可降低T2DM

患者心血管死亡、非致死性心梗和非致死性脑卒中的发生，T2DM患者心血管病的一级预防和二级预防均有效。

专家提示

2020美国糖尿病协会指南推荐：“具有高危或已确诊的动脉粥样硬化性心血管疾病（ASCVD）、慢性肾脏病（CKD）或心衰（HF），考虑独立于基线HbA1c或个体化目标，优先使用有确证心血管获益的药物，如GLP－1受体激动药。”

同时，GLP-1受体激动药对于肾脏也有获益。研究显示，GLP-1受体激动药可通过减少尿白蛋白排泄量，进而显著降低T2DM患者不良肾脏结局风险17%，因此，从心血管保护和改善血糖控制的角度，T2DM合并慢性肾脏疾病患者可以考虑使用GLP-1受体激动药治疗。

2型糖尿病与肥胖和心血管疾病的关系是共存、互恶的。2型糖尿病患者中90%的人合并有肥胖或超重。而体重每增加1kg，糖尿病的发生风险就升高9%。此外，BMI每增加5个单位，冠心病的死亡率就增加30%。体重仅仅减少1kg就可以为患者带来获益，如患者心血管风险降低，血压下降，血脂下降，同时也会带来血糖的获益，糖化血红蛋白会下降3%，因此，糖尿病患者的体重控制是非常重要的。

2型糖尿病合并肥胖患者的降糖治疗方案选择时，无论单药还是联合治疗，应根据不同降糖药物的作用机制进行选择，有利于减轻体重或对体重影响中性的药物应优先考虑。GLP-1受体激动药降低血糖的同时还具有明显的减重作用。见表7-1。

此外，多项研究显示，GLP-1受体激动药可使T2DM患者的收缩压降低2～3mmHg；还具有改善血脂谱的作用，可以不同程度地降低T2DM患者的总胆固醇、甘油三酯及低密度脂蛋白胆固

醇水平。

表 7-1　降糖药物对血糖、体重及内脏脂肪的作用

分类	HbA1c	体重	内脏脂肪
胰岛素	↓↓↓	↑↑	—
噻唑烷二酮类	↓	↑	↓
胰岛素促泌药	↓↓	↑	—
GLP-1受体激动药	↓↓	↓↓	↓↓
二甲双胍	↓↓	↓	—
α-糖苷酶抑制药	↓	←→或↓	—
DPP-4抑制药	↓	←→	←→
SGLT-2抑制药	↓	↓↓	↓

注：↓为降低，↑为增加，←→为中性，—为不明确。

动物实验和体外研究显示，GLP-1及其类似物不仅具有葡萄糖浓度依赖性增强胰岛素分泌的作用，还可以促进胰岛B细胞增殖和再生，减少B细胞凋亡，显著改善T2DM患者的胰岛B细胞功能指数和空腹C肽水平。

第三节　GLP-1受体激动药有哪些类型？各有什么不同？

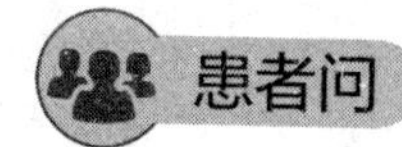

大夫，我身边有好几个朋友在用GLP-1受体激动药，有一天用三次的、一天用一次的，还有一周用一次的，有分别吗？

迄今，我国已批准7种GLP-1RA用于临床治疗2型糖尿病。根据分子结构特点，GLP-1RA可分为基于人GLP-1结构的GLP-

1RA 和基于 exendin-4 结构的 GLP-1RA，前者包括利拉鲁肽、度拉糖肽及贝那鲁肽，其氨基酸序列与人 GLP-1 的同源性较高（≥90%），其中贝那鲁肽与人 GLP-1 的同源性为 100%；后者包括艾塞那肽、艾塞那肽微球（周制剂）、利司那肽及聚乙二醇洛塞那肽，其氨基酸序列与人 GLP-1 的同源性约为 50%。根据药代动力学特点，GLP-1RA 可分为短效、长效及超长效制剂，短效制剂包括贝那鲁肽、艾塞那肽及利司那肽，一般需要每日 1～3 次皮下注射；长效制剂包括利拉鲁肽，需要每日 1 次皮下注射；超长效制剂包括度拉糖肽、艾塞那肽周制剂及聚乙二醇洛塞那肽，一般需要每周 1 次皮下注射。见表 7-2。

表 7-2　中国获批的 GLP-1RA 用于治疗 T2DM 的用法、用量和适应证

药物名称	用法、用量	适应证					
		单药治疗	联合二甲双胍	联合磺脲类	联合二甲双胍和磺脲类	联合胰岛素	降低 T2DM 合并 CVD 患者的 MACE
艾塞那肽	5～10μg，2 次/d，早、晚餐前 60min 内皮下注射	—	√	√	√	—	—
利拉鲁肽	0.6～1.8mg，1 次/d，任意时间皮下注射①	—	√	√	—	—	√
贝那鲁肽	0.1～0.2mg，3 次/d，餐前 5min 皮下注射	—	√	—	—	—	—
利司那肽	10～20μg，1 次/d，任何一餐前 60min 内皮下注射①	—	√	√	√	√	—
艾塞那肽微球	2mg，1 次/周，任意时间皮下注射①	—	√	√	√	—	—

续表

药物名称	用法、用量	适应证					
		单药治疗	联合二甲双胍	联合磺脲类	联合二甲双胍和磺脲类	联合胰岛素	降低 T2DM 合并 CVD 患者的 MACE
度拉糖肽	0.75～1.5mg，1 次/周，任意时间皮下注射①	√	√	√	√	—	尚待审批②
聚乙二醇洛塞那肽	0.1～0.2mg，1 次/周，任意时间皮下注射①	√	√	—	—	—	—

① 建议在每天或每周相对固定的时间注射。

② 具有降低 T2DM 合并 CVD 或多种心血管危险因素患者发生 MACE 风险的证据。“√”为有适应证；“—”为无适应证。

注：GLP-1RA 为胰高血糖素样肽-1 受体激动药；T2DM 为 2 型糖尿病；CVD 为心血管疾病；MACE 为主要不良心血管事件；数据来源于药品说明书。

第四节　GLP-1 受体激动药在 T2DM 特殊人群中的应用及注意事项有哪些?

大夫，我的孩子今年 14 岁了，特别胖，去年发现血糖升高了，在别的医院明确诊断 2 型糖尿病，我听说 GLP-1 受体激动药能降糖还能减体重，我也想给我的孩子试试，您说他能用吗?

① 儿童和青少年患者：我国尚未批准任何 GLP-1 受体激动药用于治疗 18 岁以下儿童和青少年 T2DM 患者。

② 老年患者：可用于 65 岁以上老年人。

③ 妊娠或哺乳期妇女：由部分 GLP-1 受体激动药在动物实验中被证实可经乳汁分泌，故不推荐哺乳期妇女使用这类药物。

④ 伴有肝、肾功能不全的患者：国内上市的 GLP-1 受体激动药（除贝那鲁肽缺乏研究数据外）均可用于轻中度肾功能不全患者，其中利拉鲁肽和度拉糖肽可用于重度肾功能不全患者，但终末期肾病患者禁用。利拉鲁肽可用于轻中度肝功能不全患者，利司那肽和度拉糖肽的使用不受肝功能的限制。见表 7-3。

表 7-3 胰高血糖素样肽-1 受体激动药（GLP-1RA）在肝、肾功能不全患者中的应用

药物名称	肾功能不全(肌酐清除率)			肝功能不全[①]	
	轻度 /(≥60mL/min)	中度 /(30～59mL/min)	重度 /(＜30mL/min)	轻中度 (Child-Pugh A、B 级)	重度 (Child-Pugh C 级)
艾塞那肽	√	√	×	未知	未知
利拉鲁肽	√	√	√(＜15mL/min 时禁用)	√	×
贝那鲁肽	√	未知	未知	未知	未知
利司那肽	√	√	×	√	√
艾塞那肽微球	√	慎用(30～50mL/min)	×	未知	未知
度拉糖肽	√	√	√(＜15mL/min 时禁用)	√	√
聚乙二醇洛塞那肽	√	减量	×	未知	未知

① Child-Pugh 肝功能分级：A 级 5～6 分；B 级 7～9 分；C 级≥10 分。

注：数据来源于药品说明书；"√"推荐使用；"×"不推荐使用。

第五节　GLP-1 受体激动药应用不良反应、应对以及禁忌证有哪些？

大夫，我昨天开始用 GLP-1 受体激动药，难受了一整天，恶心、拉肚子，今天还是不舒服，我是不是得停药啊？

1. 不良反应及应对

（1）胃肠道反应　恶心、呕吐、腹泻等胃肠道反应较常见，一般随着治疗时间的延长而逐渐减轻。临床使用可从小剂量起始，逐渐加量，不耐受者应停药并及时更改为其他治疗方案。

（2）低血糖　GLP-1 受体激动药单独使用极少发生低血糖，但与其他降糖药物（如 SU、胰岛素）联用时低血糖的发生风险增加。如果患者已经采用不包含 GLP-1 受体激动药在内的二联或三联降糖治疗方案且 HbA1c 已达标，而基于患者的合并症情况（如合并 ASCVD、CKD 或肥胖）需要加用 GLP-1 受体激动药时，可以考虑停用一个二甲双胍以外的降糖药物或减少其剂量。

（3）急性胰腺炎　研究显示，与安慰剂相比，GLP-1 受体激动药治疗并未增加急性胰腺炎的发生风险，但临床使用中曾报道与 GLP-1 受体激动药治疗相关的急性胰腺炎不良事件。因此，出于安全性考虑，不推荐有胰腺炎病史或高风险的 T2DM 患者使用 GLP-1 受体激动药。

2. 禁忌证

① 对该类产品活性成分或任何其他辅料过敏者。

② 有甲状腺髓样癌病史或家族史患者。

③ 多发性内分泌腺瘤病 2 型患者。

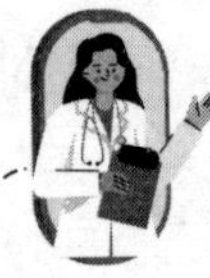

专家提示

不推荐 GLP-1 受体激动药用于严重胃肠道疾病患者。

不建议消瘦和营养不良患者使用。对于明确伴有胃溃疡或者是肠炎的患者，比如克罗恩病、溃疡性结肠炎或者其他较为严重的胃部疾病，同样不推荐使用，可以选择相关不良反应较低的药物。对于有轻度胃肠道疾病的患者，建议从小剂量起始，如果小剂量仍不耐受，建议停止使用。

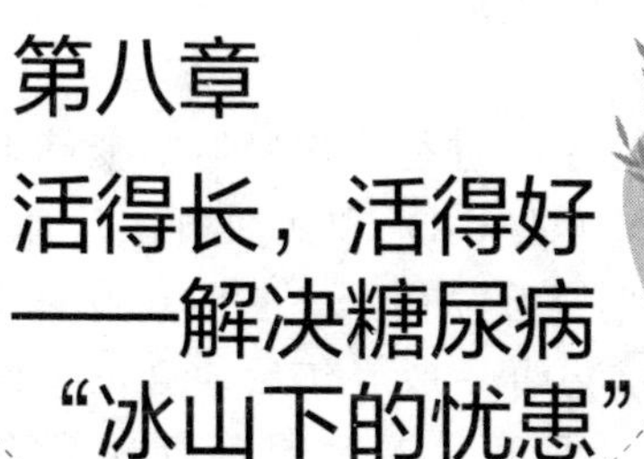

第八章 活得长，活得好——解决糖尿病“冰山下的忧患”

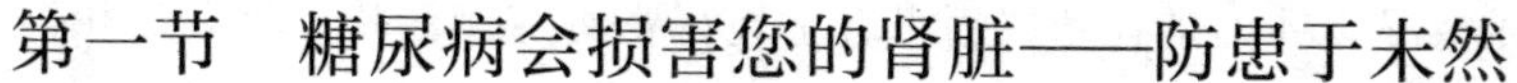

第一节 糖尿病会损害您的肾脏——防患于未然

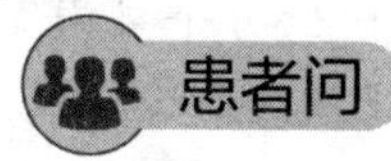

大夫，我听说很多肾病尿毒症是糖尿病导致的，这是真的吗？

首先我们要清楚糖尿病肾病和慢性肾脏病是有区别的。

慢性肾脏病（CKD）包括各种原因引起的慢性肾脏结构和功能障碍。糖尿病肾病是指由糖尿病所致的 CKD，是糖尿病慢性微血管病变的重要表现之一，通常发生在糖尿病发病后 15～20 年，是糖尿病致残、致死的重要原因。我国 20%～40%的糖尿病患者合并糖尿病肾病，现已成为 CKD 和终末期肾病的主要原因。糖尿病肾病的危险因素包括年龄、病程、血压、肥胖（尤其是腹型肥胖）、血脂、尿酸、环境污染物等。诊断主要依赖于尿白蛋白和 eGFR 水平，治疗强调以降糖和降压为基础的综合治疗，规律随访和适时转诊可改善糖尿病肾病预后。

那么，如何进行糖尿病肾病的防治呢？

对于糖尿病肾病，应该防重于治。患者应该进行肾脏情况的筛查和管理，具体可以参考以下几个方面。

1. 筛查

确诊2型糖尿病后每年应至少进行一次肾脏病变筛查，包括尿常规、尿白蛋白/肌酐比值（UACR）和血肌酐（计算eGFR）。这种筛查方式有助于发现早期肾脏损伤，并鉴别其他一些常见的非糖尿病性肾病。1型糖尿病患者一般5年后才会发生糖尿病肾病，2型糖尿病患者在诊断时即可。遵医嘱进行规范筛查非常重要。

2. 诊断

糖尿病肾病诊断的金标准仍然是肾穿刺病理检查，但结合临床具体情况，并不推荐糖尿病患者常规行肾脏穿刺活检。推荐采用随机尿测定UACR。随机尿UACR≥30mg/g为尿白蛋白排泄增加。在3～6个月内重复检查UACR，3次中有2次尿蛋白排泄增加，排除感染等其他因素即可诊断白蛋白尿。临床上常将UACR 30～300mg/g称为微量白蛋白尿，UACR＞300mg/g称为大量白蛋白尿。UACR升高与eGFR下降、心血管事件、死亡风险增加密切相关。

3. 治疗

（1）改变不良生活方式　如合理控制体重、糖尿病饮食、戒烟及适当运动等。

（2）营养　推荐蛋白摄入量0.8g/(kg·d)，补充蛋白不是越多越好，过高的蛋白摄入［如＞1.3g/(kg·d)］与蛋白尿升高、肾功能下降、心血管及死亡风险增加有关。我国2型糖尿病伴白蛋白尿患者维生素D水平较低，补充维生素D或激活维生素D受体可降低UACR，但能否延缓糖尿病肾病进展尚有争议。蛋白质来源应以优质动物蛋白为主，必要时可补充复方α-酮酸制剂。

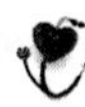

（3）控制血糖：有效的降糖治疗可延缓糖尿病肾病的发生和进展，推荐所有糖尿病肾病患者进行合理的降糖治疗。有研究显示，新型口服降糖药物 SGLT2 抑制药有降糖之外的肾脏保护作用，GLP-1 受体激动药亦可能延缓糖尿病肾病进展。需注意部分口服降糖药物需要根据肾脏损害程度相应调整剂量，不能自己随意调整降糖药物，需就诊咨询专业医生。严重肾功能不全患者宜采用胰岛素治疗。

（4）控制血压：合理的降压治疗可延缓糖尿病肾病的发生和进展，推荐＞18 岁的非妊娠糖尿病患者血压应控制在 140/90mmHg 以下。对伴有白蛋白尿的患者，血压控制在 130/80mmHg 以下可能获益更多。舒张压不宜低于 70mmHg，老年患者舒张压不宜低于 60mmHg。

（5）对糖尿病伴高血压且 UACR＞300mg/g 或 eGFR＜60mL/(min·1.73m^2）的患者，强烈推荐 ACEI 或 ARB 类药物治疗。对于这类患者，ACEI/ARB 类药物不仅减少心血管事件，而且延缓肾病进展，包括终末期肾病的发生。

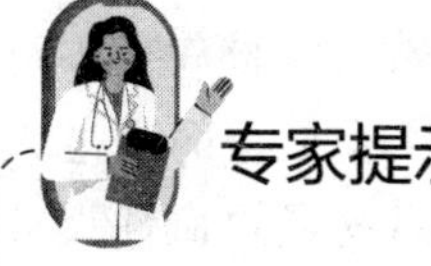

专家提示

糖尿病肾病护理三要素

① 常规护理：环境“洁”“静”，劳逸结合（避免过度劳累），多观察（尿量，尿色，尿中泡沫情况），勤监测（定期查尿白蛋白排泄率）。

② 饮食护理：按比例定量进食（尤其是肾脏功能已经受损的患者要注意蛋白质的摄入量），限钠（特别是合并高血压的患者）。

③ 心理护理：医护人员要做好安慰和解释工作，消除患者的错误认识和不良情绪，才有利于病情好转。

第二节 糖尿病视网膜病变——保护好“心灵的窗户”

医生，为什么我得了糖尿病，复查时总是要查眼底呢？

医生答

糖尿病视网膜病变是糖尿病最常见的微血管并发症之一，也是处于工作年龄人群第一位的不可逆性致盲性疾病。糖尿病视网膜病变尤其是增殖期视网膜病变，是糖尿病特有的并发症，罕见于其他疾病。糖尿病视网膜病变的主要危险因素包括糖尿病病程、高血糖、高血压和血脂紊乱，其他相关危险因素还包括糖尿病合并妊娠（不包括 GDM 和妊娠期显性糖尿病）。另外，缺乏及时的眼底筛查、吸烟、青春期发育和亚临床甲状腺功能减退也是糖尿病视网膜病变的相关危险因素，常被忽略。而遗传是糖尿病视网膜病变不可干预的危险因素。2 型糖尿病患者也是其他眼部疾病早发的高危人群，这些眼病包括白内障、青光眼、视网膜血管阻塞及缺血性视神经病变等。

2 型糖尿病患者应在诊断后进行首次综合性眼科检查。1 型糖尿病患者在诊断后的 5 年内应进行综合性眼科检查。随后，无糖尿病视网膜病变者，至少每 1～2 年进行复查，有糖尿病视网膜病变者，则应增加检查频率。

对于筛查中发现的中度及中度以上的非增殖期视网膜病变患者应由眼科医师进行进一步分级。

无糖尿病视网膜病变患者推荐每 1～2 年行一次检查；轻度非增殖期视网膜病变患者每年 1 次，中度非增殖期病变患者每 3～6 个月 1 次；重度非增殖期病变患者每 3 个月 1 次。需要强调的是，

患有糖尿病的女性如果准备妊娠，应做详细的眼科检查，应告知妊娠可增加糖尿病视网膜病变的发生危险和（或）使其进展。妊娠的糖尿病患者应在妊娠前或第一次产检、妊娠后每3个月及产后1年内进行眼科检查。指南不适用于GDM和妊娠期显性糖尿病患者，因为这两类患者的视网膜病变危险性并不增高。

良好地控制血糖、血压和血脂可预防或延缓糖尿病视网膜病变的进展。

突发失明或视网膜脱离者需立即转诊眼科；伴有任何程度的黄斑水肿、重度非增殖性糖尿病视网膜病变及增殖性糖尿病视网膜病变的糖尿病患者，应转诊到对糖尿病视网膜病变诊治有丰富经验的眼科医师。

激光光凝术仍是高危增殖性糖尿病视网膜病变患者及某些严重非增殖性视网膜病变患者的主要治疗方法。

玻璃体腔内注射抗血管内皮生长因子（VEGF）适用于威胁视力的糖尿病性黄斑水肿。

皮质激素局部应用也可用于威胁视力的糖尿病视网膜病变和黄斑水肿。

对于糖尿病性黄斑水肿，抗VEGF注射治疗比单纯激光治疗更具成本效益；但在增殖性糖尿病视网膜病变治疗中，抗VEGF治疗结果并不理想。

视网膜病变不是使用阿司匹林治疗的禁忌证，阿司匹林对视网膜病变没有疗效，但也不会增加视网膜出血的风险。

非诺贝特可减缓糖尿病视网膜病变进展、减少激光治疗需求。

轻中度的非增殖期糖尿病视网膜病变患者在控制代谢异常和干预危险因素的基础上，可进行内科辅助治疗和随访。这些辅助治疗的循证医学证据尚不多。目前常用的辅助治疗包括抗氧化、改善微循环类药物，如羟苯磺酸钙。活血化瘀类中成药复方丹参、芪明颗粒和血栓通胶囊等也有糖尿病视网膜病变辅助治疗的相关报道。

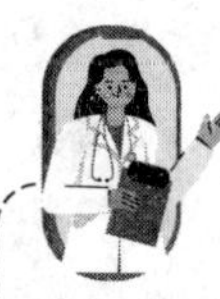

专家提示

保护好糖尿病患者的眼睛尤为重要，患者及家属的自我重视程度以及定期医院筛查是防治的关键。良好的控制血糖、血压和血脂可预防或延缓糖尿病视网膜病变的进展。长期的随访复查眼底应贯穿糖尿病患者的整个病程。

第三节　知“足”常乐——糖尿病足的自我保健

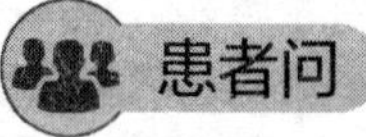

医生，经常看到很多糖尿病烂脚的图片，如何预防呢？

糖尿病足病强调“预防重于治疗”。糖尿病足病治疗困难，但预防则比较有效。应对所有的糖尿病患者的足部进行定期检查，包括足有无畸形、胼胝、溃疡、皮肤颜色变化；足背动脉和胫后动脉搏动、皮肤温度以及有无感觉异常等。如果患者足部动脉搏动正常，尼龙丝触觉正常，没有足畸形以及没有明显的糖尿病慢性并发症，这类患者属于无足病危险因素的患者，可进行一般的糖尿病足病预防教育。

对所有糖尿病患者每年进行全面的足部检查，详细询问以前大血管及微血管病变的病史，评估目前神经病变的症状（疼痛、烧灼、麻木感）和下肢血管疾病（下肢疲劳、跛行）以确定溃疡和截肢的危险因素。

检查应包括皮肤视诊、评估足部畸形、神经评估（10g 尼龙丝试验和针刺或振动觉试验或踝反射）、血管评估（下肢和足部血管搏动）。

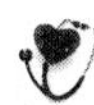

对所有糖尿病患者都应该给予综合的足部自我管理的教育。

糖尿病足溃疡的治疗强调多学科协作诊治。

预防糖尿病足病的关键点在于：定期检查患者是否存在糖尿病足病的危险因素；识别这些危险因素；教育患者及其家属和有关医务人员进行足的保护；穿着合适的鞋袜；去除和纠正容易引起溃疡的因素。

糖尿病患者及其家属的教育内容包括：每天检查双足，特别是足趾间；有时需要有经验的他人来帮助检查足；定期洗脚，用干布擦干，尤其是擦干足趾间；洗脚时的水温要合适，宜低于37℃；不宜用热水袋、电热器等物品直接保暖足部；避免赤足行走；避免自行修剪胼胝或用化学制剂来处理胼胝或趾甲；穿鞋前先检查鞋内有否异物或异常；不穿过紧的或毛边的袜子或鞋；足部皮肤干燥可以使用油膏类护肤品；每天换袜子；不穿高过膝盖的袜子；水平地剪趾甲；由专业人员修除胼胝或过度角化的组织；一旦有问题，及时找到专科医师或护士诊治。

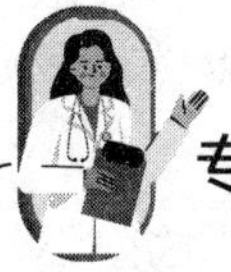

专家提示

糖尿病足是医患最不希望遇到的并发症，因此良好的代谢控制包括血糖、血压、血脂管理等是预防糖尿病神经病变发生的重要措施，尤其是血糖控制至关重要。定期进行神经病变的筛查及评估，重视足部护理，可降低足部溃疡的发生风险。

第四节　心脑血管病变防治——做好知“心”朋友

大夫，我听说，糖尿病患者好多突然就心梗、脑梗、猝死了，您

帮我想想办法，怎么才能避免？

糖尿病患者80%的死因与动脉粥样硬化有关。血脂异常、血压上升、腹型肥胖、体力活动减少、微量白蛋白尿、高血糖（尤其是餐后高血糖）、血液黏稠度增加、吸烟等是导致动脉硬化的危险因素。早期对上述危险因素进行严格控制，可以明显减少大血管病变的发生。

专家提示，糖尿病引起的血管病变累及心、脑大血管，导致心、脑血管动脉粥样硬化病变加速发展，主要表现为冠心病、脑卒中等。

1. 冠心病及脑血管病变

糖尿病患者患冠心病的危险性是正常人的2～5倍。因糖尿病并发症住院的患者77%是由于冠心病，75%的糖尿病患者因冠心病而死亡。因此，冠心病是影响糖尿病患者（尤其2型糖尿病患者）寿命的首要疾病。发病时可表现为心绞痛或心肌梗死，个别患者可出现无痛性心肌缺血或无痛性心肌梗死，心电图检查时发现有缺血改变或陈旧性心肌梗死图形，再梗死后猝死的危险性增加1～2倍。

糖尿病合并脑梗死的发生率为非糖尿病患者群的4倍，且复发率在20%以上，复发后死亡率约增高2倍。出现下列症状时提示有脑血管病变：头痛；口角歪斜，一侧肢体无力、麻木，甚至活动障碍；突然言语不清或失语；饮水呛咳；嗜睡、反应迟钝，甚至昏迷。脑血管病变可严重影响患者生活质量，显著增加医疗开支，给家庭带来生活负担。

2. 糖尿病大血管并发症的防治

糖尿病大血管并发症危害严重，但通过积极控制血糖、血脂、血压、体重、吸烟等危险因素，还是能够延缓或防止并发症的发生。单一控制血糖是不够的，要多管齐下，采取综合措施，才可以

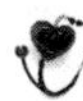

有效地防治糖尿病大血管并发症。

（1）积极改变生活方式

① 进行健康饮食治疗：低脂肪、低盐、高碳水化合物、高纤维素、控制总热量的饮食，可以有效地减轻体重、降低血压、降低血脂、保持血糖平稳。

② 增加体力运动：适量的运动可以增加肌肉组织对葡萄糖和脂肪的利用，降低血糖和血脂；促进脂肪的消耗，减轻体重；增加体内胰岛素的敏感性，减轻胰岛素抵抗，减少胰岛素及降糖药物用量；增加心、肺功能的代偿能力，增强体质；增强机体的运动能力和灵活性，保持身心健康愉快。

③ 避免吸烟、饮酒：戒烟能有效降低大血管病变的发病危险性。过量饮酒可加重血脂、血糖的代谢紊乱，还可以扰乱饮食控制计划。因此，尽量避免饮酒。不可避免时，每日酒精摄入量应少于 30mL（如啤酒 350mL、葡萄酒 50mL），女性每日酒精摄入量应少于 15mL。

（2）降低血糖　使用各种方法将血糖控制在正常或接近正常水平，可以防止或延缓高血糖对心、脑及下肢大血管损伤。

在 2020 最新版中国糖尿病指南中指出：合并 ASCVD 或心血管风险高危的 2 型糖尿病患者，不论其 HbA1c 是否达标，只要没有禁忌证都应在二甲双胍的基础上加用具有 ASCVD 获益证据的 GLP-1RA 或 SGLT2i。（ASCVD 即广泛的动脉粥样硬化性源性疾病总称，临床确诊的 ASCVD 疾病主要包括急性冠脉综合征、具有心肌梗死的病史、稳定型或不稳定型心绞痛、冠状动脉血管重建术、其他外周动脉疾病或血管重建术后、动脉粥样硬化源性的脑卒中或短暂脑缺血发作，目前 ASCVD 已成为全球死亡的首位原因。）

（3）降脂治疗　糖尿病患者常常合并血脂异常。有研究发现降低血胆固醇可以使心血管病死亡率降低 42%，使冠心病急性发作减少 55%。在规律治疗糖尿病、控制体重、运动、低脂饮食的基础上，如果血脂没有改善，要根据高脂血症的类型，在医生指导下单独或联合应用降脂药物，使血脂控制在目标范围。

（4）降压治疗　高血压如果控制不好，会加速糖尿病血管并发症的恶化，是糖尿病患者合并冠心病时致死的危险因素。其危害性远远超过吸烟、高血脂、肥胖、遗传等因素的影响。英国前瞻性糖尿病研究（UKPDS）显示，严格控制血压可使所有大血管病变的发生减少34%，心肌梗死的发生降低21%，脑血管病变的发生降低44%，收缩压每降低10mmHg，心肌梗死的发生率下降11%。在医生指导下，选择合适有效的抗高血压药物，将血压控制在＜130/85mmHg，就会减少大血管并发症的危险性。

（5）降低血液黏稠度，改善微循环　应用阿司匹林等改善微循环或抗血小板聚集的药物，可降低心肌梗死、脑梗死、冠状动脉缺血的发生率，在没有禁忌证的情况下，可用于糖尿病患者防止大血管并发症的发生（一级预防），也可用于已有大血管病变的糖尿病患者延缓病情恶化（二级预防）。

（6）定期到医院做全面检查　定期检查是非常重要的。一方面通过心电图检查、脑CT检查可以发现无症状的隐匿性冠心病和脑内的微梗死灶，及早进行预防治疗；另一方面通过定期随诊，还可以及时调整饮食、降糖、抗高血压、降脂药物，保持病情的长时间稳定。

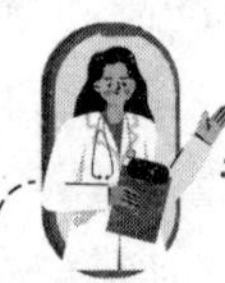

专家提示

冠心病的早期症状：劳累或紧张时突然出现胸骨后或左胸部疼痛；体力活动时有心慌、气短、疲劳和呼吸困难感；饱餐、寒冷、看惊险影片时感到心悸、胸痛；少量运动即感胸闷、心悸、呼吸不畅和空气不够；夜间需高枕，夜间呼吸不畅、憋醒；长期发作的左肩痛，经一般治疗反复不愈；反复出现脉搏不齐，过速或过缓。

脑卒中的早期症状：突然一只眼或双眼短暂发黑或视物模糊；突然看东西双影或伴有眩晕；突然一侧手、脚或面部发麻或伴有肢体无力；突然舌头发笨、说话不清楚；没有任何预感；突然跌倒，或伴有短时神志不清。

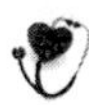

第五节　糖尿病神经病变——如何远离麻木和疼痛

糖尿病神经病变是糖尿病最常见的慢性并发症之一，病变可累及中枢神经及周围神经，以后者多见。糖尿病神经病变的发生与糖尿病病程、血糖控制等因素相关，病程达10年以上者，易出现明显的神经病变临床表现。

糖尿病中枢神经病变是指大脑、小脑、脑干、脊髓1级运动神经元及其神经纤维的损伤，另外还包括在脊髓内上行的感觉神经纤维的损伤。糖尿病周围神经病变（DPN）是指周围神经功能障碍，包含脊神经、脑神经及自主神经病变，其中以远端对称性多发性神经病变（DSPN）最具代表性。

诊断标准：①明确的糖尿病病史。②诊断糖尿病时或之后出现的神经病变。③临床症状和体征与DPN的表现相符。④有临床症状（疼痛、麻木、感觉异常等）者，5项检查（踝反射、针刺痛觉、震动觉、压力觉、温度觉）中任1项异常；无临床症状者，5项检查中任2项异常，临床诊断为DPN。⑤排除以下情况：其他病因引起的神经病变，如颈腰椎病变（神经根压迫、椎管狭窄、颈腰椎退行性变）、脑梗死、吉兰-巴雷综合征；严重动静脉血管性病变（静脉栓塞、淋巴管炎）等；药物尤其是化疗药物引起的神经毒性作用以及肾功能不全引起的代谢毒物对神经的损伤。如根据以上检查仍不能确诊，需要进行鉴别诊断，可以做神经肌电图检查。

糖尿病自主神经病变的诊断如下。

（1）心血管自主神经病变　表现为直立性低血压、晕厥、冠状动脉舒缩功能异常、无痛性心肌梗死、心脏骤停或猝死。可以采用心率变异性及体位性血压变化测定、24h动态血压监测等辅助诊断。

（2）消化系统自主神经病变　表现为吞咽困难、呃逆、上腹饱胀、胃部不适、便秘、腹泻及排便障碍等。胃电图、胃排空的闪烁图扫描（测定固体和液体食物排空的时间）等有助于诊断。

（3）泌尿生殖系统自主神经病变　性功能障碍，在男性表现为勃起功能障碍和（或）逆向射精。在女性，表现为性欲减退、性交疼痛。对于勃起功能障碍应考虑进行性激素水平评估来排除性腺功能减退。此外，还应排除药物及其他原因导致的病变。膀胱功能障碍表现为排尿障碍、尿失禁、尿潴留、尿路感染等。超声检查可判定膀胱容量、残余尿量等确定糖尿病神经膀胱。

（4）其他自主神经病变　表现为出汗减少或不出汗，从而导致手足干燥开裂，容易继发感染。由于毛细血管缺乏自身张力，致静脉扩张，易在局部形成微血管瘤而继发感染。对低血糖感知异常，当支配内分泌腺体的自主神经发生病变时，糖尿病患者在低血糖时应激激素如儿茶酚胺、生长激素等分泌常延迟或减少，造成患者对低血糖感知减退或无反应，低血糖恢复的过程延长。

治疗方案如下。

（1）针对病因治疗

① 血糖控制：积极严格地控制高血糖并保持血糖稳定是预防和治疗 DPN 的最重要措施。

② 神经修复：常用药物有甲钴胺、神经生长因子等。

③ 其他：神经营养因子、肌醇、神经节苷脂和亚麻酸等。

（2）针对神经病变的发病机制治疗

① 抗氧化应激：通过抑制脂质过氧化，增加神经营养血管的血流量，增加神经 Na^{+}-K^{+}-ATP 酶活性，保护血管内皮功能。常用药物为硫辛酸。

② 改善微循环：周围神经血流减少是导致 DPN 发生的一个重要因素。通过扩张血管、改善血液高凝状态和微循环，提高神经细胞的血氧供应，可有效改善 DPN 的临床症状。常用药物为前列腺素 E1、贝前列素钠、西洛他唑、己酮可可碱、胰激肽原酶、钙通道阻滞药和活血化瘀类中药等。

③ 改善代谢紊乱：通过抑制醛糖还原酶、糖基化产物、蛋白激酶 C、氨基己糖通路、血管紧张素转化酶而发挥作用。常用药物为醛糖还原酶抑制药，如依帕司他。

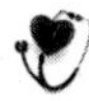

（3）疼痛管理　治疗痛性糖尿病神经病变的药物如下。

① 抗惊厥药：包括普瑞巴林、加巴喷丁、丙戊酸钠和卡马西平等。普瑞巴林可以作为初始治疗药物，改善症状。

② 抗抑郁药物：包括度洛西汀、阿米替林、丙米嗪和西肽普兰等。度洛西汀可以作为疼痛的初始治疗药物。

③ 阿片类药物（曲马多和羟考酮）和辣椒素等。由于具有成瘾性和发生其他并发症的风险较高，阿片类药物曲马多不推荐作为治疗 DSPN 疼痛的一、二线药物。

（4）自主神经病变的治疗　考虑短期使用甲氧氯普胺等治疗糖尿病性胃轻瘫。

（5）勃起功能障碍的治疗　除了控制其他危险因素如高血压和血脂异常外，主要治疗药物为磷酸二酯酶 5 抑制药，可以作为一线治疗，经尿道前列腺素海绵体内注射、真空装置和阴茎假体可以改善患者的生活质量。

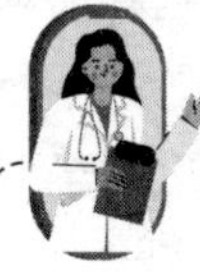

专家提示

糖尿病周围神经病变是影响患者生活与治疗的很大原因，应注意预防，如良好的生活方式和血糖控制，定期监测，避免发展到严重程度。

第六节　低血糖防治——不要盲目加量胰岛素

医生，糖尿病应该是高血糖，为什么有人说低血糖才是糖尿病最危险的？您能帮忙解释一下吗？我应该怎么防止低血糖的发生？

医生答

我们在临床上经常遇到注射胰岛素次数多、剂量大、血糖还很高的患者，当减量甚至停用胰岛素后反而血糖更好了，这是为什么呢？详细分析后发现这些患者都曾有过明显或是不明显的低血糖情况。看到血糖高，就增加胰岛素，血糖偏低时抑制自身胰岛素分泌，增加升糖激素分泌，患者会防御性进食，逐渐导致体重增加，胰岛素抵抗，血糖升高，会再增加胰岛素剂量，进而导致恶性循环。

低血糖对每位糖尿病患者的危害都很大，甚至是危及生命，所以我们对于低血糖的认识及预防是非常重要的。

血糖在 3.9～6.1mmol/L 波动时，我们是没有任何感觉的，但当血糖低于 2.8mmol/L 时，就会引起各种不适症状，称之为低血糖。

低血糖的症状分类如下。

① 严重低血糖：需要旁人积极协助恢复神志，伴有显著低血糖神经症状，血糖恢复后神经症状明显改善或消失。

② 症状性低血糖：明显的低血糖症状，血糖≤3.9mmol/L。

③ 无症状性低血糖：无明显的低血糖症状，但血糖≤3.9mmol/L。

④ 可疑症状性低血糖：出现低血糖症状，但没有检测血糖。

⑤ 相对低血糖：出现典型的低血糖症状，但血糖高于3.9mmol/L。

低血糖的表现有以下一些。①自主神经症状：颤抖、神经质/焦虑、心悸、出汗、面色苍白、饥饿、麻刺感。②低血糖的神经血糖症状：精神错乱、协调能力差、头晕、头痛、发呆、困倦、视力模糊、言语不利、耳鸣、行为异常、癫痫样发作、意识不清、昏迷。③未警觉的低血糖：缺乏自主神经的警告症状，患者往往无自觉症状，此类低血糖非常危险。

低血糖会带来哪些严重的后果？长期而严重的低血糖可以引起脑部细胞受损，并且不容易改善，严重者会出现低血糖昏迷，如果昏迷超过 6h，则会造成不可恢复的脑损害，进而引起死亡。低血

糖时，患者体内的升高血糖激素（如肾上腺素、生长激素、胰高血糖素）分泌增加，从而引起反应性高血糖，对糖尿病的控制会产生不良影响。肾上腺素分泌增加，可以使得患者血压升高，导致心血管系统和末梢血管的代偿功能减退，加重心脏、脑、视网膜和肾脏血管的负担，导致糖尿病病情加重。低血糖反复发作可使患者尤其是对于老年糖尿病患者的心脏供能氧发生障碍，发生心律失常、心房纤颤，甚至还可以诱发心绞痛、心肌梗死。低血糖处理不当，可以诱发脑水肿或脑血管意外等。

低血糖的自救方法：低血糖时可口服 15g 碳水化合物，相当于 1/2 杯果汁、1/2 杯苏打汽水、1 杯牛奶、6 块或 7 块糖果、2 汤匙葡萄干、1 汤匙蜂蜜或 1 汤匙加糖浓缩牛奶。对于发生严重低血糖并且昏迷的糖尿病患者，千万不要给他们喂食或饮水，否则容易引起窒息，这时，可以将蜂蜜、果酱等涂抹在患者的牙龈和口腔黏膜上。昏迷时可静脉注射 25g 葡萄糖。及时检测血糖水平，如没有好转，要速去医院检查。

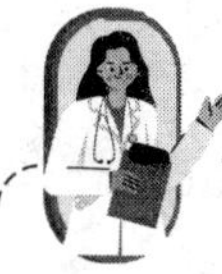

专家提示

国外专家曾提出：一次低血糖，可以抹杀以往血糖控制良好的所有功劳。因此保持血糖稳定，避免低血糖尤为重要。在临床中，应注意思索和识别隐性低血糖，合理使用胰岛素，合理调整胰岛素剂量。

第七节　糖尿病酮症酸中毒——致命的“甜蜜杀手”

大夫，我这两天总是嗜睡、恶心、口干、乏力、不想吃饭，今天

早上查手指血糖 23.1mmol/L，当地查尿常规显示尿酮体（+++），建议我来咱医院就诊，您帮忙看一下。

1. 什么是酮症酸中毒（DKA）

胰岛素不足和升糖激素不适当升高引起的糖、脂肪和蛋白代谢严重紊乱，酮体生成增多，超过了组织所能利用的程度时，出现酮血症。多余的酮体经尿排出时，尿酮检查阳性，称为酮尿症。糖尿病时发生的酮血症和酮尿症总称为糖尿病酮症。酮体为酸性物质，酸性物质在体内堆积超过了机体的代偿能力时，血液的 pH 值就会下降（<7.35），这时机体会出现代谢性酸中毒，即我们通常所说的糖尿病酮症酸中毒。

糖尿病酮症酸中毒常见的诱因：有急性感染、胰岛素不适当减量或突然中断治疗（1 型糖尿病患者较多）、饮食不当、胃肠疾病、脑卒中、心肌梗死、创伤、手术、妊娠、分娩、精神刺激等。

酮症酸中毒是常见的急性并发症，主要发生在 1 型糖尿病患者，2 型糖尿病如代谢控制差、伴有严重应激时亦可发生。应激包括外伤、手术、麻醉、急性心肌梗死、心衰、脑卒中、糖皮质激素治疗等。发病季节以冬季及早春发病率高。临床以高血糖、高血酮和代谢性酸中毒为主要表现。

2. 糖尿病酮症酸中毒的自救方法

① 轻症患者可以喝大量菜汤或盐水，使酮体从尿中排出。

② 已经注射胰岛素的患者应该增加胰岛素量，口服降糖药的患者应临时皮下注射胰岛素 8U，同时吃 100g 主食，防止低血糖的发生。

③ 停止运动。

④ 每隔 2～4h 测尿酮和血糖一次，若连续两次测定结果不下降，应尽快去医院急诊治疗。

⑤ 若尿酮测定结果是两个或两个以上加号的患者，应该立即去

医院急诊治疗，没有呕吐现象的患者，在去医院之前应大量饮水。

3. 糖尿病酮症酸中毒的治疗原则

① 输液是首要的治疗措施。

② 小剂量胰岛素是简便、有效、安全的治疗方案［0.1U/(kg·h)］。

③ 纠正酸中毒及电解质紊乱：一般输液后血 CO_2CP 可上升。如血 pH＜7.1，HCO_3^-＜5mmol/L，可考虑输等渗碳酸氢钠（5% $NaHCO_3$ 84mL，注射用水加至 200mL 相当于 1.25% $NaHCO_3$），不宜输乳酸钠溶液。在不同阶段根据尿量、肾功能情况和血钾浓度等，适当补钾。

④ 其他措施：包括护理、防治并发症（感染、脑水肿、心衰、肾功能衰竭等）、去除诱因。

4. 如何预防糖尿病酮症酸中毒

预防的主要办法就是定期监测血糖或尿糖。若血糖持续升高或控制不好，或尿糖一直在“＋＋”以上，应向专科医生请教，控制血糖。生活要有规律，严格控制饮食（不能随便多吃，也不能随便少吃），坚持体育锻炼，增强身体抵抗力。长期坚持严格控制血糖，不能随意间断胰岛素的治疗。应根据病情调整用药量，控制血糖达到接近正常水平。1 型糖尿病不能随意停、减胰岛素治疗；2 型糖尿病合理用药。患者及家属应对糖尿病酮症酸中毒有充分的了解，知道什么是酮症酸中毒及其发生有什么原因、诱因和如何预防。合并应激情况时要每日监测血糖。要掌握糖尿病的基本知识，一旦怀疑糖尿病酮症酸中毒，应尽早到医院就诊检查。

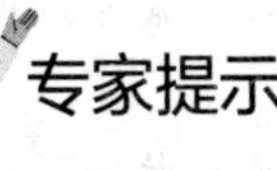

专家提示

酮症酸中毒作为糖尿病急性并发症最严重的一种，可危及患者生命，很多人因为酮症直接进入 ICU 治疗，造成极大的健康损害和经济损失，因此如何避免酮症酸中毒发生需日常加强自我管理，血糖监测，定期复查，避免自行中断药物治疗等。

第八节　糖尿病患者手术怎么办?

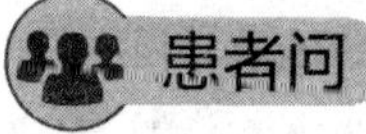

大夫，我最近要做子宫肌瘤的手术，可是妇科医生说血糖太高了，我该怎么办啊?

糖尿病患者围术期糖尿病管理要点提示如下。

对多数住院糖尿病患者推荐血糖控制目标为7.8～10.0mmol/L(A)。

急诊手术，应尽快做术前准备，并同时给予胰岛素降低高血糖，推荐胰岛素静脉输注治疗。

糖尿病患者因其他原因需要进行手术治疗时应给予特别的关注。因为糖尿病患者常合并大血管和微血管并发症，这将增加手术风险。手术应激尚可使血糖急剧升高，增加术后管理的难度，亦是术后病死率增加的原因之一。此外，高血糖可造成感染发生率增加及伤口愈合延迟。因此围术期的正确处理需要外科医师、糖尿病专科医师及麻醉医师之间良好的沟通与协作。围术期糖尿病的管理主要包括以下几个方面。

(1) 择期手术　应对血糖控制以及可能影响手术预后的糖尿病并发症进行全面评估，包括心血管疾病、自主神经病变和肾病。对多数住院患者推荐血糖控制目标为7.8～10.0mmol/L，对少数患者如低血糖风险低、拟行心脏手术者及其他精细手术者可建议更为

严格的血糖控制目标 6.1～7.8mmol/L，而对重症及低血糖风险高危患者可制定个体化血糖控制目标。口服降糖药治疗的患者在手术前 24h 应停用二甲双胍，在接受小手术的术前当晚及手术当天应停用所有口服降糖药。对于口服降糖药血糖控制不佳及接受大、中手术的患者，应及时改为胰岛素治疗，基础胰岛素联合餐时胰岛素可以有效改善血糖控制。

（2）急诊手术　主要评估血糖水平，有无酸碱、水、电解质平衡紊乱。如果存在，应及时纠正。如手术有利于减轻或缓解危急病情，无需在术前严格设定血糖控制目标，应尽快做术前准备，并同时给予胰岛素降低高血糖，推荐予胰岛素静脉输注治疗。

在临床工作中，也望各位外科医生和内分泌医生充分沟通合作，做最好的血糖术前准备，安全减少术后并发症。

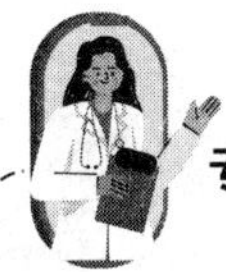

专家提示

很好的围术期血糖管理尤为重要，急诊手术与择期手术标准不同，充分内外科配合达到更好的治疗效果。

第九节　糖妈妈们的甜蜜负担

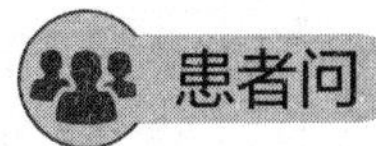

大夫，我爱人怀二胎了，可是产科医生说血糖太高风险很大，该怎么办啊？

当二胎宝宝越来越多的时候，很多女性都面临着大龄妊娠的问

题，而门诊产检的孕妇中，有越来越多的高血糖妈妈出现。妊娠期间的高血糖该如何面对呢？

(一) 孕期糖尿病的危害

1. 短期危害

可造成母亲先兆子痫、早产、手术产、羊水过多、产后出血、感染等。胎儿及新生儿可发生呼吸窘迫综合征、黄疸、低钙血症、低血糖、血细胞增多。巨大儿可引发的肩难产、新生儿缺血缺氧性脑病、骨折甚至死亡等。

2. 长期危害

母亲再次妊娠时糖尿病风险明显增加；代谢综合征及心血管疾病风险增加；子代发生肥胖、2 型糖尿病等代谢相关疾病风险明显增加。

(二) 妊娠期高血糖的诊断

1. GDM

GDM 是指妊娠期间发生的不同程度的糖代谢异常，但血糖未达到显性糖尿病的水平，占孕期糖尿病的 80%～90%。诊断标准为：孕期任何时间行 75g OGTT，5.1mmol/L≤空腹血糖＜7.0mmol/L，OGTT 1h 血糖≥10.0mmol/L，8.5mmol/L≤OGTT 2h 血糖＜11.1mmol/L，上述血糖值之一达标即诊断 GDM。但孕早期单纯空腹血糖＞5.1mmol/L 不能诊断 GDM，需要随访。

2. 妊娠期显性糖尿病

也称妊娠期间的糖尿病，指孕期任何时间被发现且达到非孕人群糖尿病诊断标准：空腹血糖≥7.0mmol/L 或糖负荷后 2h 血糖≥11.1mmol/L，或随机血糖≥11.1mmol/L。

3. 孕前糖尿病（PGDM）

指孕前确诊的 1 型、2 型或特殊类型糖尿病。

(三) 计划妊娠的糖尿病患者孕前管理

计划妊娠之前回顾如下病史：①糖尿病的病程；②急性并发症；③慢性并发症；④糖尿病治疗情况；⑤其他伴随疾病和治疗情况；⑥月经史、生育史、节育史；⑦家庭和工作单位的支持情况。

了解糖尿病与妊娠之间的相互影响，评价血糖、HbA1c、血压、心电图、眼底、肝肾功能等指标；血压控制在130/80mmHg以下；加强糖尿病相关知识教育；戒烟。

慢性并发症评价：孕前最有可能出现并发症的是病史＞5年、血糖控制欠佳的1型糖尿病。①视网膜病变：妊娠可加重糖尿病视网膜病变。未经治疗的增殖期视网膜病变不建议妊娠。②糖尿病肾病：妊娠可加重已有的肾脏损害。妊娠可对部分患者的肾功能造成永久性损害。肾功能不全对胎儿的发育有不良影响。③糖尿病大血管病尤其心血管病变：有妊娠意愿的糖尿病妇女心功能应该达到能够耐受平板运动试验的水平。

关于孕前药物应用：对二甲双胍无法控制的高血糖及时加用或改用胰岛素控制血糖，停用二甲双胍以外的其他类别口服降糖药；停用ACEI、ARB、β受体阻滞药和利尿药等抗高血压药，改为拉贝洛尔或二氢吡啶类钙通道阻滞药控制血压；停用他汀类及贝特类调脂药物。鼓励孕前服用叶酸。

孕前血糖目标：在不出现低血糖的前提下，空腹和餐后血糖尽可能接近正常，建议HbA1c＜6.5％时妊娠。应用胰岛素治疗者可HbA1c＜7.0％，餐前血糖控制在3.9～6.5mmol/L，餐后血糖在8.5mmol/L以下。

（四）孕期糖尿病的筛查

1. 高危人群筛查

孕期高血糖危险人群包括：有GDM史、巨大儿分娩史、肥胖、PCOS、一级亲属糖尿病家族史、早孕期空腹尿糖阳性者和无明显原因的多次自然流产史、胎儿畸形史及死胎史、新生儿呼吸窘迫综合征分娩史者等。第一次产检即应筛查血糖，如果空腹血糖≥7.0mmol/L和（或）随机血糖≥11.1mmol/L，或75g OGTT 2h血糖≥11.1mmol/L，无三多一少症状者不同日（应在2周内）重复测定，可诊断妊娠期显性糖尿病。具有GDM高危因素，如第一次产检评价血糖正常，则于孕24～28周行75g OGTT，必要时孕晚期再次评价。

2. 非高危人群筛查

建议所有未曾评价血糖的孕妇于妊娠24～28周进行75g OGTT评价糖代谢状态。

(五) 孕期糖尿病的管理

1. 饮食和运动的指导

妊娠期间的饮食原则为既能保证孕妇和胎儿能量需要，又能维持血糖在正常范围，而且不发生饥饿性酮症。尽可能选择低升糖指数的碳水化合物。应实行少量多餐制，每日分5～6餐。鼓励孕期运动，包括有氧运动及阻力运动。每次运动时间小于45min。

2. 血糖监测

SMBG：血糖控制稳定或不需要胰岛素治疗的GDM妇女，每周至少测定一次全天4点（空腹和三餐后2h）血糖。其他患者酌情增加测定次数。持续葡萄糖监测适用于血糖欠佳的PGDM，尤其是1型糖尿病患者。HbA1c因孕中晚期红细胞转换速度加快，以及受妊娠期贫血影响，HbA1c常常被低估，GDM应用价值有限。PGDM患者的HbA1c结果判定时需考虑影响因素。

3. 血压监测

妊娠期高血压疾病包括妊娠期高血压及慢性高血压合并妊娠，当收缩压≥140mmHg和（或）舒张压≥90mmHg时，可考虑抗高血压药物治疗；收缩压≥160mmHg和（或）舒张压≥110mmHg，必须抗高血压药物治疗。常用口服抗高血压药包括拉贝洛尔（每次50～150mg，3～4次/日）、二氢吡啶类钙通道阻滞药、α受体阻滞药酚妥拉明。但ACEI和ARB类孕期均不推荐使用。降压过程中需与产科医师密切合作，判断有无子痫前期或更重的妊娠期高血压疾病状态。

4. 体重管理

孕前肥胖及孕期体重增加过多均是GDM高危因素。

需从孕早期即制定孕期增重计划，结合基础BMI，了解孕期允许增加的体重。孕期规律产检，监测体重变化，保证合理的体重增长。

5. 孕期降糖药物

(1) 胰岛素　①可应用于孕期的胰岛素类型：包括所有的人胰岛素（短效、NPH 及预混的人胰岛素）。胰岛素类似物有门冬胰岛素和赖脯胰岛素。②孕期胰岛素应用方案：对于空腹及餐后血糖均升高，推荐三餐前短效/速效胰岛素＋睡前 NPH。由于孕期胎盘胰岛素抵抗导致的餐后血糖升高更为显著的特点，预混胰岛素应用存在局限性，不作为常规推荐。

(2) 口服降糖药物　多项二甲双胍与胰岛素孕期应用的头对头研究证实了二甲双胍孕期应用的疗效及安全性，国内外针对二甲双胍的多个 Meta 分析提示，使用二甲双胍在控制餐后血糖、减少孕妇体重增加以及新生儿严重低血糖的发生方面都有益处。但由于我国尚无二甲双胍孕期应用的适应证，且口服降糖药物用于孕期糖尿病仍缺乏长期安全性的数据，本指南建议孕期不推荐使用口服降糖药。生活方式干预＋二甲双胍即可控制血糖的育龄期 2 型糖尿病患者以及胰岛素抵抗严重应用二甲双胍诱导排卵的 PCOS 患者，可在服用二甲双胍的基础上妊娠，妊娠后停用二甲双胍。如孕期有特殊原因需要继续服用二甲双胍的患者，应在充分告知孕期使用二甲双胍利弊的前提下，在胰岛素基础上加用二甲双胍。

6. 妊娠期血糖控制目标与低血糖

所有类型的孕期糖尿病孕期血糖目标：空腹血糖＜5.3mmol/L、餐后 1h 血糖＜7.8mmol/L；餐后 2h 血糖＜6.7mmol/L。

孕期血糖控制必须避免低血糖。1 型糖尿病低血糖风险最高，其次为 2 型糖尿病和妊娠期显性糖尿病，GDM 低血糖最少。孕期血糖＜4.0mmol/L 为血糖偏低，需调整治疗方案，血糖＜3.0mmol/L 必须给予即刻处理。

7. 孕期糖尿病产后管理

孕期高血糖对母儿两代人的影响不因妊娠终止而结束。

产后 GDM 停用胰岛素，PGDM 和妊娠期显性糖尿病胰岛素剂量至少减少 1/3。

鼓励母乳喂养。

PGDM 产后管理同普通人群，妊娠期显性糖尿病产后需要重新评估糖尿病类型及糖代谢状态，GDM 需进行短期及长期随访，母儿两代人代谢相关疾病风险均明显增加。

8. GDM 随访

产后 6～12 周行 75g OGTT 评估糖代谢状态。长期随访：GDM 产后 1 年再行 75g OGTT 评价糖代谢状态。之后的随访间期：无高危因素者 2～3 年进行 OGTT 筛查一次。

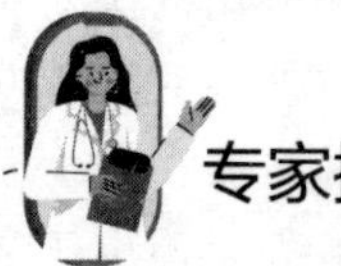

专家提示

所有糖尿病患者应计划妊娠。孕前评价糖尿病控制状态及慢性并发症的情况。

建议糖尿病患者 HbA1c＜6.5％时计划妊娠，以减少胎儿先天异常的风险。

所有未被诊断糖尿病的孕妇于孕 24～28 周行一步法 75g OGTT 筛查。

推荐自我血糖监测（空腹和餐后），根据个体情况调整监测频率及时点，以实现血糖控制及预防低血糖风险。

生活方式改变是孕期糖尿病治疗的基础，如果不能达到治疗目标，应该加用药物治疗。

妊娠时首选药物是胰岛素，所有口服药物均缺乏长期安全性的数据。

第十节 糖尿病合并高血脂——综合降糖降脂

大夫，很多人说糖尿病不能光看血糖降得多好，还有看血脂，血

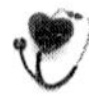

脂高则风险大，应该如何调理呢？

胰岛素不仅掌管着血糖的高低，它还是脂肪和蛋白质代谢的主要调控因素。所以，在糖尿病患者中，由于胰岛素的生物调节作用发生障碍，常伴有脂质代谢的紊乱，出现脂质代谢异常。

血脂是我们体内富含能量的物质，包括总胆固醇、低密度脂蛋白、高密度脂蛋白和甘油三酯等。它们都源于食物，在我们体内合成并提供我们新陈代谢时所需消耗的能量。高血脂通常是指血浆中胆固醇和甘油三酯等异常增高。异常升高的这些脂质会沉积在细胞内以及血管壁上，形成粥样硬化斑块，造成血管管腔狭窄甚至闭塞，减慢甚至阻塞通往全身的血流，从而导致心绞痛、急性心肌梗死、脑梗死等严重后果。低密度脂蛋白胆固醇是血浆中胆固醇的主要携带者，它的水平越高，越容易引起动脉硬化，冠心病的发病率也越高，所以我们把它称为坏胆固醇。高密度脂蛋白胆固醇能够促进外周胆固醇的清除，防止动脉硬化的发生，我们称它为好胆固醇。糖尿病患者最常见的血脂紊乱是指低密度脂蛋白胆固醇的升高和高密度脂蛋白胆固醇的下降。

为了避免心脑血管疾病的发生，糖尿病患者除了控制好血糖以外，血脂紊乱的治疗也是不容忽视的。在血脂紊乱的治疗中，饮食治疗是十分重要的。血脂紊乱的糖尿病患者在一般饮食控制基础上，更要注意食物中所含脂肪对血脂水平的影响。糖尿病合并高血脂的患者在日常饮食中要多吃低脂、低盐的食物，以含有单不饱和脂肪酸的食物为主，限制饱和脂肪酸的摄入，含有饱和脂肪酸的食物会使胆固醇上升，如肥肉、猪油、羊油等；含有单不饱和脂肪酸的食物可以使血胆固醇下降，如花生油、豆油、菜籽油等各种植物油类。高血脂的患者一般都属于肥胖人群，平常多做一些运动，如散步、打球等，减轻体重，再加上饮食治疗，血脂水平就会下降。

在饮食与运动的基础上，血脂水平仍很高的患者，就需要进行药物治疗了。在用降脂药时要根据不同高脂血症采用不同的药物，如果是高胆固醇血症，就用他汀类的药物，如果是高甘油三酯血症，就应用贝特类药物。应用这些降脂药的过程中，要注意定期检查肝功能。

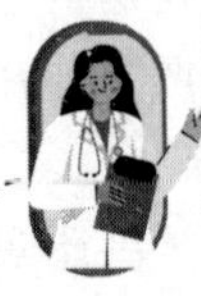

知识链接

含胆固醇高的食物：

动物性食物（鱼肉蛋奶等）普遍含有胆固醇，植物性食物则普遍不含胆固醇。食物含有大量胆固醇的有：①猪脑羊脑（其他动物脑也类似）中含胆固醇极多，堪称冠军，每100g猪脑含有胆固醇2571mg。②动物内脏，如猪肾、猪肝、猪肺、猪肠含有较多胆固醇，大致含量是每100g内脏含200～400mg胆固醇。③鸡蛋蛋黄（其他蛋类如鸭蛋、鹅蛋、鹌鹑蛋等亦同）中含有大量胆固醇，且主要集中在蛋黄中。一个鸡蛋（以50g计）含胆固醇292.5mg。所以，每周不要超过3～5个鸡蛋（黄）。④鱿鱼（或乌贼鱼）。⑤贝壳类等通常含有较多胆固醇，⑥其他，如奶油、黄油、羊肉、猪油、牛油等动物油脂中含有较多胆固醇，应避免食用动物油脂。

世界卫生组织（WHO）和中国营养学会等权威机构均建议普通成年人每天摄入的胆固醇不宜超过300mg。

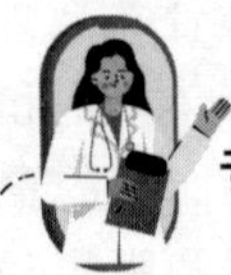

专家提示

高血脂对血管潜移默化的危害必须引起重视，但血脂也绝不是降得越低越好。过低血脂的危害主要表现在以下两点：①低血脂既会降低血管壁的弹性，又可增加血管壁的脆性，以致当

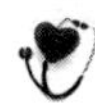

患者情绪激动、血压升高时很容易引起颅内血管破裂出血。②血脂偏低往往是长期营养不良或是慢性消耗性疾病、肿瘤等恶病质的危险信号。从以上两点可见，大家不可盲目追求血脂越低越好的目标，而应该通过调整饮食结构、改进生活方式、药物治疗等三个方式上来调整血脂。因为胆固醇和甘油三酯都是人体必需的营养物质，太多或太少都不利于健康。

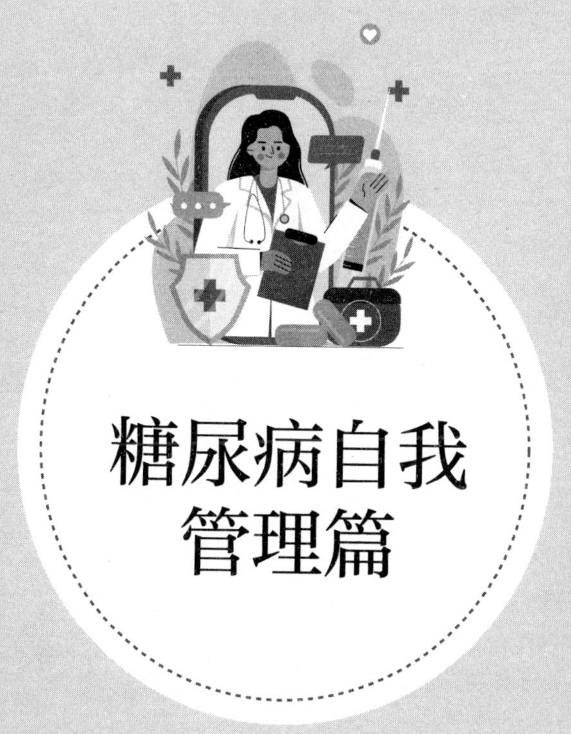

糖尿病自我管理篇

糖尿病是一种慢性的终身性疾病，仅仅依靠定期医院检查是远远不够的，需要糖尿病患者将血糖管理作为一种常态化。因此自我管理作为糖尿病患者的一种重要管理方式直接影响到患者的生存质量和健康状态。由此可见，生命掌握在自己手中，健康长寿之路就在自己的脚下。

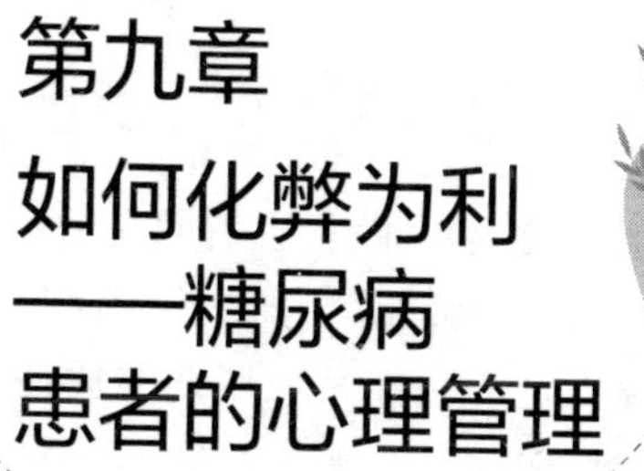

第九章 如何化弊为利——糖尿病患者的心理管理

第一节 糖尿病常见不良心理有哪些?

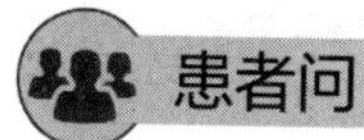

大夫，您看我这么年轻，血糖就高了，如果我真的得糖尿病了，吃喝都受限制，终身打针服药，我的工作和生活该怎么办啊！

最新流调数据显示，糖尿病患病率 11.2%，并且逐渐低龄化，无症状人群越来越多，很多人通过体检或者无意中发现血糖高，并没有经过任何的心理建设，面对措手不及的事情，人们很容易产生消极负面的情绪。当您初次被告知诊断为糖尿病时，您是否曾出现以下不良情绪?

1. 怀疑病情诊断出错

“我身体一向很好，怎么可能得糖尿病?”

“我真的得糖尿病了吗？肯定是化验有问题，医生的误诊！”

“我妈70岁才得糖尿病的，我现在刚30岁出头，得糖尿病不可能！”

2. 对自己得糖尿病气愤不已或埋怨自己

“为什么偏偏是我得糖尿病，老天对我太不公平了！”

“自己太不小心了，竟然得上这倒霉病！”

在糖尿病诊断初期，您可能首先是气愤、怀疑，怀疑诊断是否正确，为了确定诊断，您辗转于多家医院；也有可能在诊断初期，由于没有什么明显症状，没有明显并发症，于是认为仅是血糖高一点，不妨碍工作与生活，就掉以轻心，即采取所谓的放任态度，而不能很好地与医生配合来控制糖尿病，甚至长时间对饮食管理感到麻烦，而运动治疗难以立竿见影，药物治疗又感到厌烦，最终使治疗断断续续。

其实这些心理变化都是正常的，您不必压抑情绪，因为患上糖尿病并不是您的错，要知道目前糖尿病发病率非常高，所以请别埋怨自己、埋怨他人、埋怨上天不公。如果检查结果异常您不能对其置之不理，因为您不是孤立无援，还有病友和家人以及医生、护士与您在一起，当然更不要将宝贵的时间浪费在重复诊断上，因为越早接受糖尿病诊断越有利于尽早治疗。

在糖尿病治疗过程中，或许缺乏对糖尿病的正确认识，您也可能有过各种担忧，出现多种不良情绪及心理。

3. 对病情过分紧张

“早晨我多吃了一口面包，血糖会不会升得很高？会不会引起并发症？”

“近日感觉腰酸、双眼发涩，我是不是也得了尿毒症，会不会失明？”

偶尔多吃了一口，就担心血糖会升高好多，结果一天给自己测十几次血糖，不相信血糖控制在正常范围，以至于吃不下、睡不着，第二天还到医院检查；还有的认识到糖尿病的危害，或自己已出现并发症或见到其他糖尿病患者的严重后果而过度紧张，惶惶终

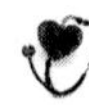

日，四处求医（不管是不是正式医生，只要说可以治疗就去诊治），遍尝偏方（只要道听途说的一些偏方，不管对疾病、对身体有无益处，就拿自己当“试验品”）。这种过度紧张，极不利于糖尿病，它会使大脑皮质的功能紊乱，从而加重原有的代谢紊乱，并使免疫功能降低，不科学的诊治同时也会给糖尿病带来恶劣的影响。

4. 对治疗盲目乐观

“据说××药可以根治糖尿病，以后随便吃喝都不怕了。”

“得糖尿病怕啥，‘优降糖、降糖灵’一吃就行。”

于是轻信小广告，相信游医，认为糖尿病真的可以治愈，结果受骗上当，甚至延误了正规治疗。另外一部分糖尿病患者，因为没什么不适感觉，认为用药就可以了，是否合适从来不去看医生。这种心理对糖尿病更不利，糖尿病可能会在不知不觉中损害您的身体，使并发症很快追随着您。

5. 病情控制差时消极对待治疗

“既然并发症都出现了，抓紧时间享受生活吧。”

“治不治就那样了，反正治也治不好了。”

在血糖控制欠佳或者出现并发症时，您可能产生懈怠心理，于是，您的病情更加恶化，并发症更加严重，您需要治疗的费用更多，而效果却不尽理想。其实到目前为止，糖尿病是不能根治的疾病，但糖尿病是完全可以控制的疾病，糖尿病本身不可怕，真正可怕的是对糖尿病的无知，只要坚持学习糖尿病相关知识，理智对待，坚持科学、正规治疗，病情会控制得很好。在糖尿病治疗中会出现病情反复，即使出现并发症，也不要放弃治疗，有时早期病变是完全可逆的。例如糖尿病肾病早期，经严格控制血糖，可以使微量蛋白尿排出减少，甚至可恢复正常。即使疾病后期，经过积极正确的治疗，完全可以很好地延缓疾病进展。

6. 胰岛素注射治疗患者的担心

“注射胰岛素太麻烦了，长期打针不仅疼痛，万一注射部位感染了怎么办?”

“听说使用胰岛素后会经常引发低血糖，而低血糖很危险，会要命的。”

“长期使用胰岛素会引起体重增加，使我更显臃肿、肥胖，这样加重了病情怎么办?”

于是您拒绝或延迟胰岛素治疗，使高血糖毒性长时间存在，不可避免地出现并发症或者病情明显加重。其实胰岛素是目前唯一能够使血糖降低的内分泌激素，在您开始胰岛素治疗时，完全可以通过血糖监测、定时定量进餐、合理安排运动和正确使用药物避免低血糖的发生，通过合理安排饮食和运动可以控制体重。对于注射胰岛素，其实很简单，选用胰岛素注射笔，不仅能帮您准确设置注射剂量，而且注射步骤简便，配合超细的针头，使注射几乎无痛，而且安全。

7. 对长期治疗感到抑郁

“一辈子都要吃药、打针，这样的生活还有什么意义?”

“我是八十年代得的糖尿病。我刚得糖尿病时比较悲观，觉得糖尿病是一种终身性的疾病，特别是1990年送医院抢救后打上胰岛素了，心情更受影响。我是一个军人，我马上感觉到自己失去战斗力了。这要打仗了我怎么去打仗?我还要背着胰岛素吗?这不成一个包袱了?”

长期的治疗使您不得不改变自己多年的生活习惯，并承受着巨大的心理负担，有的患者一想到得了糖尿病，不能吃这个，不能吃那个，不能干重活，还要不间断地进行治疗，还对家庭经济造成很大的影响，就觉得生活没有什么乐趣了，失去了治病的决心和毅力；有的不愿与人沟通，自闭，产生严重抑郁情绪。心理因素对糖尿病的发生、发展、疗效、预后均起到重要作用。所以对于糖尿病患者，对于存在心身疾病的您，不仅要进行降糖药物治疗，还要注意心理因素的调整。

8. 担心治疗增加个人及家庭经济负担

这是中老年糖尿病患者最担心的问题之一。我们知道糖尿病最主要的花费是用于治疗伴发症和并发症的费用，而糖尿病并发症高发的原因是因为糖尿病控制得不满意，长期高糖状态诱发相关并发

症形成。对于单纯糖尿病来说，一些基本药物比如双胍类药物、磺脲类药物甚至胰岛素都是很便宜的，价格在逐年下降，这些基本药物就可以使血糖得到很好的控制，一些新药价格昂贵，但新药并不一定就是好药。什么是好药？回答是：适合的就是最好的。您可以根据个人的经济承受能力和医生进行充分沟通，如果承受能力有限，您可以选用一些经典的药物来控制糖尿病。糖尿病并发症目前也有比较好的早期发现的方法，比如糖尿病的眼底病变，可以通过眼底照相和眼底检查来早期发现，发现糖尿病眼底并发症之后您可以通过更好地管理血糖、血压、血脂来控制病变进展，为自己、为家庭减轻经济负担。

您定期检查了吗？

9. 担心自己的糖尿病会不会传给孩子

糖尿病是有遗传倾向的，但是双亲均是糖尿病患者，其子一代并非100％都患糖尿病，仅有5％得糖尿病而已，若双亲中只有一个有糖尿病，则子一代患糖尿病的机会更少。糖尿病是由遗传因素和环境因素相互作用而引起的常见病，是否患病，除遗传因素外，还与后天的环境因素有关，所以改变不良情绪，放弃不健康生活方式，改善后天的环境，糖尿病就不会在您孩子身上出现。

您知道该怎么预防了吗？

“病魔似弹簧，两力来较量，你硬它就软，你软它就强。”好身体等不来。与糖尿病拔河，您赢了吗？

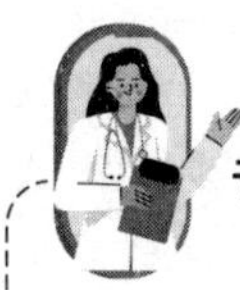

专家提示

糖尿病后的心理调整很重要

伴有抑郁、焦虑的糖尿病患者血糖不易得到满意控制，微血管和大血管并发症发生的风险可能高于普通糖尿病患者。

第二节 糖尿病患者如何调整心理？

大夫，既然您说这糖尿病是一辈子的事，我也不能天天在医院住，您说我该如何调整自己的心理呢？

糖尿病是一种身心疾病，可引起抑郁和焦虑等负面情绪，而负面情绪又会加重糖尿病，因此，要治“糖”先治“心”！接受健康教育是糖尿病自我管理的前提。

糖尿病是一种慢性疾病，控制糖尿病需要综合性的自我管理，以“糖尿病教育”为中心，采取“饮食、运动、药物、监测、心理、预防”等多种方法相结合的策略。对糖尿病的治疗，患者必须有打持久战的准备，指望短期住院就可以根治糖尿病的想法是不现实的。因而了解糖尿病治疗知识、改变不良生活习惯对于防治糖尿病、提高治疗效果、减少身体损害、减缓并发症的发生和发展、减轻糖尿病抑郁都非常重要。

其实，万事万物都有两面性，在糖尿病给您带来焦虑和恐惧的时候，也会带来有意义的一面，您知道吗？

(1) 吃得更健康了　在得了糖尿病以后，您是不是开始控制饮食了，面对以前爱吃的那些不健康食物可以做到不吃或少吃？或许，有那么一段时间您是不是觉得活着都没意思了？的确，享受美食也是人生乐趣之一。但是，过了那段痛苦的时间，等您养成了新的饮食习惯就好了，也许需要半年，也许是一年！这时，再让您吃大鱼大肉，您的胃肠道反而会不适应、不舒服。

(2) 身材更好了　大部分超重或肥胖的患者在诊断糖尿病后的几个月内体重都会有所下降。这主要由几方面造成：①糖尿病饮食

 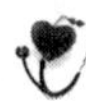

需要控制每日摄入的总热量，吃得少了，体重自然也降下来了。②开始有意识地进行运动。在生病前让您每天坚持运动，可能比登天还难。可是运动是糖尿病治疗的五驾马车中的一项，这也让您无法再为懒惰找借口了。很多患者也因此有了运动的习惯，脂肪也不容易堆积了。

（3）有了戒烟戒酒的动力　烟酒真不是什么好东西，可是又有几个人能说戒就戒呢。得了脂肪肝，医生说要戒酒，做不到；血脂高，医生也说要戒酒，也做不到。可是得了糖尿病，很多患者竟然做到了！每天要吃药要监测，这些都时刻提醒着您还在病中，想抽烟想喝酒时看看自己的那些药也许就打消了念头，不能让自己的罪白受啊，自己努力了那么长一段时间不能被烟酒给毁了！

（4）得到了更多的爱和关心　糖友李先生说起糖尿病时两眼竟然充满了感谢，“以前天天在外应酬，家里的事基本都不管，孩子考试成绩多少也不知道。自从得了糖尿病，也不在外面吃饭了，回家的时间更多了。老婆考虑到我的病，都开始精心研究菜谱了。儿子看到我整天一堆药啊针啊，也会关心老爸了，都抢着洗碗拖地的。以前真是太忽略他们了，现在真真切切感觉到了家庭的温暖”。

（5）获得了更多的健康知识　得了糖尿病后，很多人才开始关注健康。电视、杂志或报纸等都会提供很多健康知识。有些糖尿病患者还会定期参加一些医院组织的健康讲座。这些虽然不一定都与糖尿病相关，但是对健康都有利而无害。

（6）容光焕发，更精神了　运动不仅能帮助塑型，还能帮助身体排毒，皮肤也会更好，再加上一个好的身型，整个人看上去不仅容光焕发还会显得更年轻。有 2 年糖尿病史的王女士感叹道“这两年我整个人变化特别大，以前肚子上的游泳圈都没了。每次运动完，出了一身汗我都觉得特别舒服，哪天不出汗我还不习惯呢。大家看到我都觉得我变漂亮了，都来向我讨教秘诀呢，有人还问我是不是去整形了”。

（7）交到更多的良师益友　有 5 年糖尿病病史的老赵说：“我

以前的朋友都是些酒肉朋友，天天一起打牌喝酒，自从得了糖尿病，我结交到了不少良师益友，有的是在听讲座时认识的，有的是在论坛里认识的。大家经常互相交流意见，让我受益匪浅，也让我少走了很多弯路。有时我们自己还会组织一些活动，比如爬山、郊游。这些都让我的生活更加丰富多彩了。”

（8）定期体检　有些单位会组织员工体检，没有单位组织的话有多少人会自己花钱每年去做体检？特别是到了四五十岁的年纪，正是各种病魔找上身的时候，糖尿病、高血压、血脂异常、动脉硬化、癌症基本都是这个时候来报到。也许正是因为糖尿病才让您开始定期体检，及早发现这些疾病的火苗，在它们开始燎原之前扼杀在摇篮中。同时因为糖尿病，您也开始了生活方式上的干预，这也是预防这些疾病最好的方法。虽说糖尿病与其他各类疾病都有着千丝万缕的关系，但是只要您不给它们乘虚而入的机会，它们自然不会找上您。

（9）家人不会再重蹈覆辙　作为身边亲戚朋友的反面教材，你让他们开始警惕不良生活方式带来的后果。一位糖尿病患者指出：“以前，我们一家人都有很多不好的习惯，吃完饭就躺在沙发上看电视，晚上我们常常吃烧烤当夜宵。自从我得了糖尿病，老婆孩子都有点怕了，不想以后像我这样。现在吃完饭我们都会出去走一走。烧烤这种东西也吃得特别少了，饿了就自己做点水果蔬菜沙拉当夜宵。”

（10）糖尿病男性前列腺癌风险降低　根据发表于 2006 年 11 月的《美国流行病学杂志》上的一项研究结果，有长期糖尿病的男性，其发生前列腺癌的风险降低。报告显示：糖尿病男性体内平均前列腺特异抗原（PSA，检测前列腺癌的生物指标，PSA 水平越高，患前列腺癌的风险越大）比无糖尿病男性低 21.6%。这种差异随着病程的增加而增大。在 10 年内诊断为糖尿病的男性，平均 PSA 水平低 27.5%。诊断为糖尿病 10 年以上的男性，平均 PSA 水平比无糖尿病的男性低 40.8%。

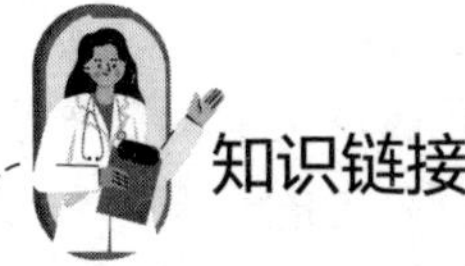

知识链接

如何成就心理健康？

（1）正确认识疾病 糖尿病是一种慢性进展性疾病，只要正确、有效地治疗，血糖达标了，就能明显延缓或减少并发症。

（2）树立信心 客观接受病情，立即治疗，树立起长期与疾病作斗争的信心。

（3）保持乐观的心态 要用乐观主义精神与糖尿病作斗争；战略上蔑视，战术上重视。

（4）客观地了解病情 学习糖尿病知识，多参加户外活动，重视亲人的帮助，寻求病友的鼓励。

那么，糖尿病的不健康生活方式有哪些，又如何自我管理呢？

（1）不健康的生活方式 如缺少运动，上班不走路，下班不骑车，高热量垃圾食品的过多摄入，营养过剩，导致高脂血症肥胖（肥胖是糖尿病的重要诱因之一），加上工作节奏越来越快，经常熬夜，精神紧张，使得越来越多的人患上糖尿病。

（2）如何自我管理

① 养成良好的习惯：尽量按时吃饭，起居有规律，每天安排一段时间进行体育锻炼。

② 要避免疲劳，避免误餐，不要忘记服药，需要注射胰岛素的患者一定要按时注射。

③ 在出差、旅游期间应当坚持控制饮食，不要暴饮暴食，避免血糖升高。

④ 在生病期间千万不能随便停止胰岛素治疗：因为生病时人体需要更多的胰岛素，就是在呕吐、腹泻、不能进食的时候，也不要随便停止胰岛素注射，而是应该及时与医生联系，调整胰岛素的用量，同时加强监测血糖和尿酮体（血糖高于 15mmol/L 的时候，就要检测尿酮体了），注意一定要保证饮水。

⑤ 多多参加一些社会活动：比如糖尿病患者运动会，您可以在活动中享受生活，寻找乐趣，您也可以经常和病友交流治病养生的经验和体会，互相安慰，互相鼓励，保持积极向上的心态，乐观面对生活，积极配合治疗，最终有利于病情及早控制，更利于健康恢复。

⑥ 避免服用某些药物：口服避孕药、巴比妥类、可的松、磺胺类药、利血平可引起抑郁症，应尽量避免使用。另外，多吃些富含B族维生素和氨基酸的食物，如谷类、鱼类、绿色蔬菜、蛋类等，对于摆脱抑郁症也有裨益。

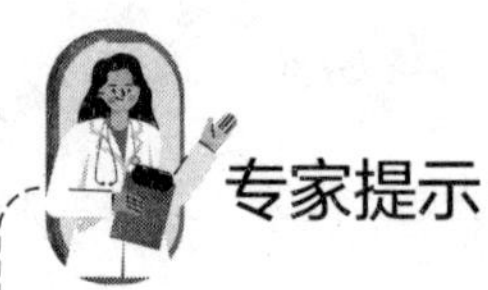

专家提示

如果您家里有糖尿病患者

请您经常让患者接触令人快乐、开心的事情，让其感到生活的乐趣，而不是增加压力；您可以帮他注射胰岛素，为他端上一杯水，提醒他吃药，协助患者完成血糖、血压的测量和记录，督促患者定期复诊，或是让患者加入一个糖尿病病友协会，与病友聊聊天，做一些室外活动。全家一起吃健康餐，不仅能控制血糖，还能预防心脑血管病。

如果您是糖尿病患者

不妨让亲戚、朋友都知道您的病情，外出就餐时都会照顾您；生活中，您一定要戒烟、限酒，饮酒每日不超过1～2份标准量（一份标准量为：啤酒285mL，清淡啤酒375mL，红酒100mL或白酒30mL，各约含酒精10g）。

⑦ 广交良友：经常和朋友保持交往的人，其精神状态远比孤僻独处的人好得多，尤其在境况不佳时，“朋友是良医”，结交一些饶有风趣、逗人发笑、使人愉快的朋友，养成和朋友经常保持接触的习惯。

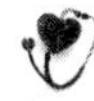

⑧ 定期复诊：糖尿病是终身疾病，也是全身性疾病，更是不断变化的疾病，定期复诊才能更好地调整用药剂量以使血糖达标，预防和及时发现并发症。

提高自我管理糖尿病的能力，还包括学会科学饮食与运动、正确监测血糖、规范注射胰岛素等，最终目标是预防并发症，从而帮助您减轻痛苦，少受并发症的威胁，减轻经济负担，享受幸福生活。如果自我调理确实仍难以达到良好效果，建议您咨询专业的精神心理医生。聪明的患者懂得化弊为利，身心就会有所转机，一起加油！

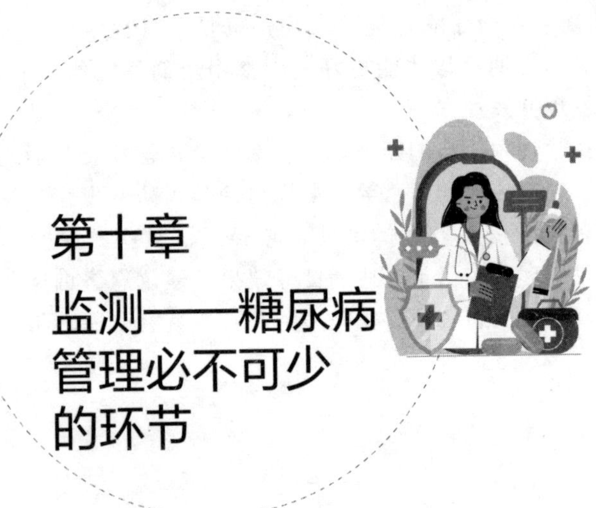

第十章 监测——糖尿病管理必不可少的环节

在糖尿病的管理过程中，无论是预防糖尿病并发症的出现，还是减少已发生的糖尿病并发症的进展，监测都是非常重要的环节，只有通过监测才能做到早发现并发症，也才有可能做到早治疗。

第一节　糖尿病患者需定期监测哪些指标？

我得糖尿病 5～6 年了，平时需要监测哪些指标呢？

糖尿病患者需要定期监测的内容很多，既有使用血糖仪自我监测血糖、测量体重和血压等这些家中可自行完成的项目，也有诸如血液生化指标测定、糖化血红蛋白、动态血糖监测、尿微量白蛋白定量、心电图检查、彩色多普勒血管超声、眼底照相等这些在医院

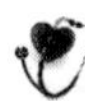

才能进行的检查项目。只有兼顾糖尿病涉及的方方面面，才能达到良好的病情监测效果。

1. 自我血糖监测

由于血糖仪的问世，自我血糖监测成为可能。使用血糖仪监测血糖的特点是简便、快速、实用和用血量少等，此项检查既可用于探讨糖尿病患者的糖代谢紊乱状态，也可评价糖尿病的治疗效果及指导危重患者的血糖调控。

2. 糖化血红蛋白（HbA1c）

HbA1c 是反映血糖控制水平的主要指标之一，也是指导临床治疗方案调整的重要依据之一。在治疗初期至少每 3 个月检查一次，达到治疗目标后可每 3～6 个月检查一次。但对于患有血红蛋白异常性疾病的患者，HbA1c 的检测结果是不可靠的，可用血糖、糖化血清白蛋白或糖化血清蛋白来评价。

一般情况下，HbA1c 的控制目标应小于 7%，但血糖控制目标应个体化。预期寿命较长、病程较短、没有并发症、未合并心血管疾病的 2 型糖尿病患者在不发生低血糖的情况下，应使 HbA1c 水平尽可能接近正常水平。对于儿童、老年人、有频发低血糖倾向、预期寿命较短以及合并心血管疾病和严重急慢性疾病的患者，血糖控制目标宜适当放宽，但应注意避免因过度放宽控制标准而出现急性高血糖症状或与其相关的并发症。

3. 血压

糖尿病与高血压均为心血管系统最重要的危险因素。糖尿病患者高血压的风险是一般人的 1.75～5 倍，合并高血压的糖尿病患者血管并发症发生早、进展快，脑卒中、冠心病的发病率高，高血压也是肾脏病变和视网膜病变的诱因之一，因此，在降糖治疗的同时应该积极干预高血压，以最大限度降低患者发生心血管并发症的危险性。一般糖尿病合并高血压患者的降压目标应低于 130/80mmHg；老年或伴严重冠心病的糖尿病患者，可采取相对宽松的降压目标值。

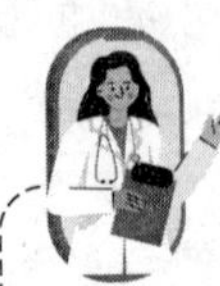

专家提示

自我血压监测频率：未发生高血压的患者应当每3个月测量一次血压，以便及时发现高血压。血压不稳定或控制比较差的人，应每天监测2～3次。血压稳定或控制良好，应每周监测1～2天，每天监测1～2次。

4. 尿微量白蛋白

微量白蛋白尿是糖尿病早期肾病的诊断依据和病变程度分期的重要指标。微量白蛋白尿的早发现，有利于糖尿病肾病的早期预防和干预治疗，延缓糖尿病肾病的进展，减少终末期肾病的发生。每1～3个月应检测一次。

5. 血脂

糖尿病患者合并血脂代谢异常是产生大血管病变的一个重要危险因素。通过调节糖尿病患者的异常血脂，可降低冠心病事件发生的风险。因此，在糖尿病防治过程中，纠正患者的异常血脂非常重要。

血脂也有“好”和“坏”之分，坏的成分可促进动脉硬化，比如甘油三酯、低密度脂蛋白胆固醇，好的成分可抑制动脉硬化，比如高密度脂蛋白胆固醇。糖尿病患者应定期检查，每3个月至半年检查一次。

6. 腰围与体重指数

腰围是反映脂肪总量和脂肪分布的综合指标，与腹型肥胖相关，腰围越大，越容易并发心脑血管疾病，故腰围要经常测量。测量方法为：两脚分开30～40cm，用软尺放在右侧腋中线胯骨上缘与第十二肋骨下缘连线的中点，沿水平方向围绕腹部一周，读数准确至1mm。中心性肥胖的标准：男性腰围≥90cm，女性腰围≥85cm。糖尿病患者腰围控制标准为：男性在85cm以下，女性在

80cm 以下。

体重指数（BMI）是与体内脂肪总量密切相关的指标。计算公式：BMI＝体重（kg）÷身高的平方（m^2）。

糖尿病患者除进行糖尿病相关的检查外，仍需进行健康查体，定期进行慢性并发症检查，早期发现并发症，通过积极的治疗延缓并发症的发生和发展。在发生任何不适时，应到各相关科室检查。例如，您如果出现心前区疼痛不适、胸闷，应做心电图等检查，请心脏内科医生诊治。如出现不明原因的发热，应做有关检查，以尽早发现感染或其他病因，并给予及时治疗。

全面、细致、准确和完善的自我监测，能为糖尿病的治疗提供科学、可靠的依据，以尽早发现和预防糖尿病并发症，提高生活质量，延长寿命。

需定期检查项目及检查时间具体参考表 10-1。

表 10-1　糖尿病需定期检查项目及检查时间

监测项目	初访	随访	每季度随访	年随访
体重、身高	★	★	★	★
体重指数(BMI)	★			★
血压	★	★	★	★
空腹/餐后血糖	★	★	★	★
HbA1c	★		★	★
尿常规	★		★	★
胆固醇、高/低密度脂蛋白胆固醇、甘油三酯	★			★
尿微量白蛋白	★			★
肌酐、尿素氮	★			★
肝功能	★			★
心电图	★			★
眼：视力及眼底	★			★
足：足背动脉搏动，神经病变相关检查	★		★	★

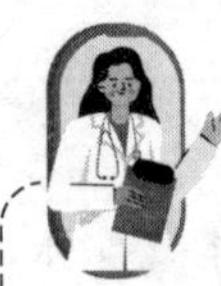

专家提示

自我感觉下列症状可能预示病情发展，请及时就医。

① 心慌、胸闷、胸口疼——心脏病变；

② 心痛、说话不清、手脚麻木——脑血管病变；

③ 小腿痛、脚痛、脚肿——下肢血管病变；

④ 视力下降、视物模糊、感到眼胀、眼前有黑影——视网膜病变；

⑤ 脸肿、手肿、眼睛肿——肾脏病变；

⑥ 手脚发麻疼痛，身上像小虫爬——神经病变；

⑦ 膝盖痛、脚后跟痛——骨关节病变；

⑧ 血压升高——心血管系统病变。

第二节　血糖监测的益处是什么？

大夫，我检查血糖和糖化血红蛋白都合格，平时还需要自己测血糖吗？

医生答

血糖的自我监测是近十余年来糖尿病患者自我管理的主要方法，血糖监测能够给治疗方案的调整提供依据；给糖尿病的良好控制提供保证；通过血糖监测强化患者对糖尿病知识的理解，疏于监测就会错过时机，让高血糖及代谢紊乱持续时间延长，这样对患者的身体是极为有害的。

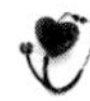

总体来说，积极自我监测血糖有以下几点好处：

① 参与自己糖尿病的治疗，增加治疗疾病的责任感与自信心；

② 通过监测，使患者对自己的病情了如指掌，增加治疗的自觉性；

③ 面对血糖监测结果，使患者知道如何控制血糖；

④ 通过监测及时发现低血糖；

⑤ 帮助医生确定适当的治疗手段和最佳治疗方案；

⑥ 更好地控制血糖，预防急慢性并发症的发生。

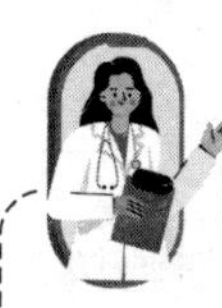

知识链接

为什么要监测血糖？

① 实施血糖监测可以更好地掌握自身的血糖变化，对规律的生活、运动、饮食以及合理用药都具有重要的指导意义，并可以帮助患者随时发现问题，及时到医院就医。

② 血糖监测的结果可被用来反映饮食控制、运动治疗和药物治疗的结果，就医时医生会根据您的监测情况对治疗方案做出适当的调整。

③ 血糖检测可以降低糖尿病并发症的风险，良好的血糖控制可以提高患者的生活质量，改善身体状况。

第三节　如何进行血糖监测?

大夫，平时我应该如何测血糖呢？只测空腹血糖行不行？

血糖监测需要科学的监测，需要固定时间的监测，不同时间

点的血糖有着不同的意义。加强血糖监测，将有利于及时采取措施。

1. 监测血糖不同的时间点

（1）空腹血糖　主要反映在基础状态下（最后一次进食后8～10h）没有饮食负荷和大量运动状态下的血糖水平，反映人体基础状态胰岛素分泌的水平，是控制好全天血糖的基础，非常重要，最佳监测时间是早晨6～7时，患者一夜没有进食，血液中的葡萄糖不会受到临时性饮食的影响，是临床上监测2型糖尿病最常用的方法。部分2型糖尿病患者此时血糖值可以是正常的。

（2）餐前和餐后血糖　餐后2h的血糖是反映胰岛B细胞储备功能的重要指标，即进食后食物刺激B细胞分泌胰岛素的能力。餐后血糖升高受许多因素的影响，如所进食物中糖的含量、食物的多少、进餐的时间等，所以不能反映一个人血糖的真正水平；在进食后血糖会有升高的过程，糖尿病患者餐后血糖高峰在餐后2h，测餐后2h的血糖能发现可能存在的餐后高血糖，结合餐前血糖能较好地反映进食与使用降糖药或胰岛素用量是否合适，这是空腹血糖不能反映的。

（3）睡前血糖　反映胰岛B细胞对进食晚餐后高血糖的控制能力，是指导夜间用药或注射胰岛素剂量的依据。睡前血糖维持在正常水平对避免夜间低血糖的发生非常重要。如果睡前血糖正常、空腹血糖偏高，就需要查夜间3时左右的血糖，以了解是黎明现象还是苏木杰反应引起的空腹高血糖。

（4）随机血糖　可以了解机体在特殊情况下对血糖的影响，如进餐的多少、饮酒、劳累、生病、情绪变化、月经期等。如在运动前后监测血糖，了解自己的血糖水平，就能了解不同运动方式对自己血糖的影响，选择合适的运动。当发现血糖异常增高或降低时，可立即采取相应措施。

一般采用7点法监测血糖，见表10-2。

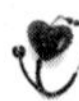

表 10-2　最常用的自我血糖监测的时间点

<table>
<tr><th colspan="7">血糖监测的7个点</th></tr>
<tr><th colspan="2">早餐</th><th colspan="2">午餐</th><th colspan="2">晚餐</th><th rowspan="2">睡前</th></tr>
<tr><th>前</th><th>后</th><th>前</th><th>后</th><th>前</th><th>后</th></tr>
</table>

那么，糖尿病患者为什么提倡 7 点法（全天血糖谱）观察血糖变化？

首先对糖尿病病情控制不理想或使用药物治疗的患者是必要的，三餐前后血糖的监测有利于评价药物的剂量、种类和用药时间及血糖控制情况，睡前/夜间血糖的监测有利于防止夜间低血糖和判断早晨空腹高血糖产生的原因。7 点法便于了解患者全日血糖是否整体控制在一定目标内。

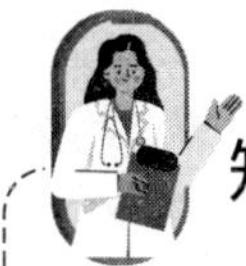

知识链接

空腹血糖和早餐前血糖不一样

空腹血糖是最少 8～10h 无热量摄入，无运动干扰，晨起 6～7 时的血中葡萄糖，反映了患者全天血糖的基础。有的患者起床晚，吃早餐晚，上午 8 时以后才测血糖，此时称为早餐前血糖，而非空腹血糖，此时的早餐前血糖就失去了空腹血糖本该有的相对准确性。

2. 血糖监测时间点的选择

① 如果血糖水平很高，或者有低血糖风险，请监测餐前血糖；

② 如果空腹血糖控制良好，但 HbA1c 仍未达标，请监测餐后 2h 血糖；

③ 如果注射胰岛素特别是中长效胰岛素控制血糖，请监测睡前、空腹血糖；注射预混胰岛素者应监测空腹和晚餐前血糖；注射餐时胰岛素者应监测餐后血糖或餐前血糖；

④ 如果胰岛素治疗已接近治疗目标，而空腹血糖仍高，请监测夜间血糖；

⑤ 如果出现低血糖症状，请及时检测血糖；

⑥ 如果锻炼身体多采取比较剧烈的运动，请在运动前、后监测血糖。

3. 血糖自我监测的间隔时间（监测频率）的确定

要了解血糖基本情况，需要每天监测，尤其是出院初期或刚刚调整完药物，或者处于特殊情况下，均建议每天测血糖。一般情况下，血糖监测间隔时间可根据糖尿病的类型和病情来灵活制定，但应以严格控制血糖在一定水平为目标。

例如：第一天监测早、晚餐前和早餐后 2h 血糖，第二天测早、中餐前及午餐后 2h 血糖，第三天测早餐前和三餐后 2h 血糖。一般当早上测完血糖后，就会知道这一天需要注意什么。

血糖自我监测频率，一般掌握以下原则：

① 胰岛素强化治疗、不稳定的 1 型糖尿病或在改变治疗方案时：每日检测三餐前和睡前血糖，必要时测凌晨 3 时和餐后 2h 血糖；胰岛素治疗达到目标后，每日自我监测血糖 2～4 次，注意就餐前后和睡前血糖值。

② 血糖控制差的患者或病情危重者应每天监测 4～7 次（至少监测早晨空腹、早餐后 2h、晚餐及睡前这 4 次），直到病情稳定、血糖得到控制。

③ 稳定的 2 型糖尿病患者，或 2 型糖尿病口服降糖药者每周监测 1～2 天。

④ 稳定的 1 型糖尿病患者，每日检测 1～2 次空腹或餐后 2h 血糖。

⑤ 使用口服药和生活方式干预的患者达标后每周监测血糖 2～4 次。

⑥ 有低血糖症状的患者应该随时测定。

⑦ 对于住院的糖尿病患者一般监测三餐前、后血糖水平。

血糖监测方案可参考表 10-3、表 10-4。

 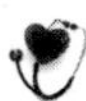

表 10-3 基础胰岛素类产品或口服药使用者监测方案

人群	空腹血糖	餐后血糖	7点血糖谱	随访时间
未达标患者	3次/周		随访前一天	2次/周
达标患者	1次/周	2次/周		1次/月

注：基础胰岛素类产品使用者指使用长效胰岛素类似物或中效（NPH）人胰岛素，一天注射一次，同时联合使用口服降糖药（OHA）的患者。

表 10-4 预混胰岛素类或胰岛素多次注射产品使用者监测方案

人群	空腹血糖	晚餐前血糖	餐后血糖	7点血糖谱	随访时间
未达标患者	3次/周	3次/周		随访前一天	2次/周
达标患者	1次/周	1次/周	1次/周		1次/月

注：预混胰岛素类产品使用者指使用30R或者50R预混人胰岛素或胰岛素类似物的患者。

4. 血糖监测结果的记录

糖尿病患者监测了血糖，需要记录监测结果，以了解血糖变化规律，到医院就诊时应携带自我监测结果，这是不可缺少的重要资料。

血糖记录不能单纯记录血糖值，应同时记录影响血糖的各种因素，如注射和口服的剂量、进餐的种类和数量、运动情况等，还有在监测过程中需要解决的还不了解的问题，应同时记录下来，避免复诊时想问的问题却一时想不起来。见表 10-5。

表 10-5 糖尿病患者血糖监测表

<table>
<tr><th rowspan="2">日期</th><th colspan="3">饮食状况</th><th rowspan="2">运动情况</th><th rowspan="2">口服降糖药量</th><th rowspan="2">胰岛素用量</th><th colspan="9">血糖值/(mmol/L)</th><th rowspan="2">其他情况</th></tr>
<tr><th>早</th><th>中</th><th>晚</th><th>空腹</th><th>早餐后</th><th>午餐前</th><th>午餐后</th><th>晚餐前</th><th>晚餐后</th><th>睡前</th><th>夜间</th><th>其他</th></tr>
<tr><td></td><td></td><td></td><td></td><td></td><td></td><td></td><td></td><td></td><td></td><td></td><td></td><td></td><td></td><td></td><td></td><td></td></tr>
</table>

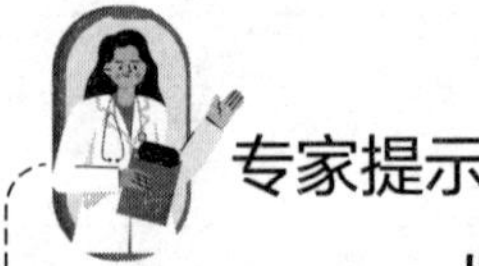

出现以下情况请立刻测血糖

（1）出现饥饿感　许多患者认为，有饥饿感就是低血糖。其实有些患者由于存在胰岛素抵抗，自身血糖很高但不能被身体利用，也会产生饥饿感。因此，觉得特别饿，一定要查查血糖，以避免盲目施治。

（2）口渴　口渴是高血糖的症状之一，因此在喝水前应测血糖，判断到底是因为血糖高还是因为体内缺水。

（3）疲劳　血糖波动时，患者易感疲劳。所以，如果觉得全身没劲，应测一下血糖，采取相应措施。

（4）开车　患者在高血糖或低血糖时开车都是很危险的。如果血糖过低，你可以先吃点糖，15min后再检测一下，确认正常后再上路。如果测出来血糖过高，最好请别人开车。

（5）睡得特别沉　有些患者睡得特别沉，血糖高或低都不能使他们惊醒。对这些患者来说，如果血糖近期不稳定，最好入睡前测一下，上闹钟半夜起来再测一次。

（6）脾气变大　低血糖的症状包括易怒、焦虑、颤抖、心慌、出汗、饥饿等，每个人的感觉不一样，因此出现情绪变糟时，也许该测血糖了。

（7）压力骤增　家庭变故、工作压力会使血糖水平升高，如果压力来源持续存在，需要频测血糖。

（8）忙碌　忙碌本身会让血糖升高，另外也容易让人忘记测血糖，甚至忘记吃饭。因此，忙的时候不妨用闹钟或便条来提醒自己测血糖。

（9）锻炼　运动会使血糖短暂升高，接下来又能降低血糖。应该咨询医生，看看运动前可以接受的血糖是多少。锻炼时要把应急的甜食和手机、血糖仪带在身边。

（10）感觉任何不适　糖尿病患者应该对身体的暗示保持敏感，出现任何不适都要尽快测血糖。

5. 血糖仪的操作和注意事项

血糖的监测离不开血糖仪。选择血糖仪要根据个人的需要，选择结果准确、操作简便、适合自己的血糖仪。

选择好了血糖仪，如何正确使用它就很重要了。不同品牌的血糖仪操作大同小异，一般都是：插入试纸—采血—读数。

血糖仪的操作步骤如下。

① 准备工作：在检测之前，请消毒要检测的手指，装好采血笔，准备好仪器和试纸。

② 插入试纸：摁下血糖仪的电源开关，依照闪烁插入试纸，确认仪器显示的密码和试纸筒上的密码一致（有的血糖仪在插入试纸后自动开机），这时会看到仪器的显示屏出现血滴符号。

③ 采血：采血笔笔头紧贴手指，摁一下采血钮，采血量要足够，把血滴入试纸条的绿色测试区，正确滴血后，测试开始（要记住在看到屏幕的滴血符号后再吸入血样）。

④ 读数：测试开始后约15s，结果显示在屏幕上，就知道此时此刻自己的血糖值了。

有的患者提出疑问，我测得的血糖值与到医院采静脉血的血糖值不一样，到底哪一个准确呢？由于血糖仪测量的是毛细血管血糖，而医院大生化仪测得的是静脉血血糖，所以这二者必定不是100％相同，而目前国家规定允许的误差值在±20％之内。目前为止的金标准是大生化仪器所测得的数据。

那么，影响血糖测量准确性的因素有哪些？

（1）血糖仪的品质　很多患者考虑到血糖试纸是消耗品，选择购买血糖仪时，往往以价格为先决条件，而忽视了品质。其实，通过日常的监测更好地控制糖尿病才是最为省钱的方法。建议您可以多了解几个品牌的血糖仪，应购买品牌信誉好的产品，这些品牌在产品上市前都会做大量的临床试验，以保障结果的准确性。

（2）试纸保存及操作是否规范　很多患者觉得是血糖仪不准，殊不知可能是自身的一些行为影响到了产品的准确性。首先，试纸要确认两个日期，一个是保质期，一个是开瓶日期，特别是开瓶日期请务必写在瓶身上，开瓶 3 个月测量有效。其次，试纸的正确保存对于血糖值的测量准确性有很大的影响。为了方便每天使用，很多人会把试纸放在电视机等家用电器旁。如电视机的热源会使试纸上的化学成分受到影响，导致测量不准确。严格来说，试纸应储存于温度为 4～30℃、相对湿度在 10%～90%的避光、避热、避潮的环境中（家中柜子、抽屉中），但注意不要放在冰箱里储存。同时，糖尿病患者是老年人居多，测量时，往往取出一片试纸后一直到测量结束收拾才会盖瓶盖，这也是不对的。取出试纸后应立刻关上瓶盖，以免试纸受潮受污染。另外患者在开启一瓶新试纸测量时务必要核对血糖仪显示的代码与试纸条包装盒上的代码是否一致。如果代码不一致可能会导致无法测量或者测量结果不正确。

（3）采血是否正确　正确采血也是很重要的。使用 75%酒精对手指末梢进行消毒，待干透后进行采血。成年人手指皮肤角质较厚，如采血笔刻度档位调节过小，采血后易使皮肤组织液大量渗出，如果再对伤口周围进行挤压，会导致组织液大量渗入血液，血糖测量结果偏低。如果出血量不够，请从指根朝指尖方向轻推，增大出血量，切勿随意挤压。如需得到与静脉血更接近的血糖值，建议将采血笔刻度档位调节至最大。

（4）测量时温度是否合适　室温对测量值也会有影响，因为试纸中酶的反应速度在特定温度范围内，随温度升高而增加，过低或过高的温度均会造成测量结果偏差。因此，测量前确定合适的室温很有必要，最恰当的操作环境温度是 20～30℃。

（5）心情紧张及操作是否规范　测量时要放松心情，不要手忙脚乱。插试纸和吸取血样时，尽量用手指捏在血糖仪两侧。吸取血样时，使试纸吸血口只触碰血液不触碰皮肤，令血液畅通地被吸入试纸反应区，否则，易使测量结果出现偏差。

很多患者和医院测量对比有误差，怀疑自测的不准。如果要对比医院监测结果，必须符合如下条件：①禁食 8h 后早上空腹带着血糖仪前往医院。②先在血糖仪上测量手指血糖值。③10min 内找医生抽取静脉血，以及时对血糖进行生化检测。

血糖仪的操作虽然一般不是太复杂，但是还要注意到影响血糖监测的其他因素：

首先，血糖仪的不同批次的血糖试纸有批间误差，为了校正批间误差，每筒血糖试纸有不同的代码，启用一筒新的试纸后，要把这个代码输入血糖仪，才能保证测试的准确，也有的品牌不是用输入式代码，而是用密码牌。

其次，测血糖前要用温水洗手，保证手干后再采血；如果用酒精消毒采血的手指，也要等到酒精完全挥发后采血。

再者，采血时要在手指侧面采血，因为这个部位痛感较轻；不能挤血，否则挤出的组织液会影响血糖值的准确性；血样要足够大，以覆盖满试纸的测试窗为标准；注意采血针是一次性的，重复使用会引起污染，必须每次丢弃；为了防止采血针的针头扎到人，可以将采血针扎在保护帽上，然后丢弃到垃圾筒。

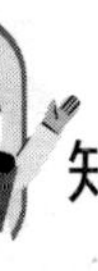

知识链接

① 采血时手指上的酒精一定要干。

② 检测时采血量要足够，铺满整个试纸反应区。

③ 注意要整滴血，避免抹血、挤血。

6. 多一种选择，多一点轻松

指尖的末梢神经最为丰富，所以痛感较强，长期的指尖穿刺可造成皮肤肥厚。有的血糖仪血糖采血部位可选择手掌测试。手掌无指尖丰富的末梢神经系统，临床实验表明大部分人在手掌处（大小鱼际）进行采血时几乎无疼痛感。手掌有与指尖相同高密度的毛细血管分布，能迅速反映体内血糖变化。

什么时候可以进行手掌测试？

当血糖处于稳定阶段，手掌测试能反映即时血糖水平；但是当血糖水平变化较快时，如用餐/注射速效胰岛素或使用大剂量胰岛素/锻炼后 2h 内，或者可能血糖过低时，则不可采取手掌测试。

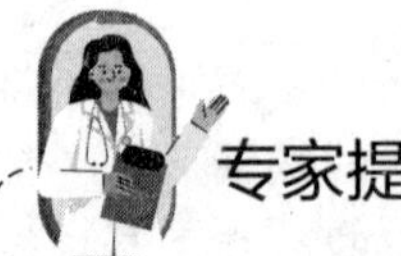

糖尿病患者要严格控制血糖，每天检测至少 4～7 次；每次要记录血糖检测结果，就诊时携带血糖记录；注意记录可能导致血糖升高或降低的事件，如果您的血糖≤3.9mmol/L 就属于低血糖范畴，您的血糖记录本里如果经常出现低血糖，您需要和医生沟通，寻找原因，选择低血糖发生率低的药物或更换治疗方案；建立自己的管理监测日记，记录平时遇到需要咨询解决的问题，或者医生嘱咐、交代您的相关注意事项。

第四节　常见的血糖监测误区有哪些?

大夫，我知道了监测血糖的重要性，平时应该注意些什么呢?

以下是常见的血糖监测误区，提醒患者不要误入。

误区 1：感觉不舒服时才监测血糖

专家建议：引起血糖波动的因素很多，如饮食、运动、情绪、睡眠及服药等，在感觉不舒服时才监测血糖，将无法判断造成血糖波动的主要原因，源头问题无法解决，血糖势必无法达标。

误区 2：只要感觉好，医生不必找

专家建议：感觉良好不代表血糖控制良好。不能因为自我感觉良好，就认为一切正常而不监测血糖，不定期复诊；自我感觉良好

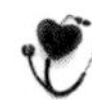

时，可能血糖确实控制在正常水平，但也可能不正常，只是没出现症状而已，其实很可能在您没有感觉的情况下，血糖波动已经使您的细胞和血管受到损伤。

误区 3：糖化血红蛋白没必要

专家建议：空腹血糖和餐后血糖是反映某一具体时间的血糖值，容易受到进食和糖代谢等相关因素影响，糖化血红蛋白反映近2～3 个月内整体血糖控制水平，不受抽血时间、是否空腹等因素干扰。目前糖化血红蛋白是国际公认的糖尿病监控的“金标准”。

误区 4：只测餐前血糖不测餐后血糖

专家建议：根据国外研究结果显示，与空腹血糖相比，餐后血糖与糖尿病患者死亡风险相关性更强。在亚洲，2 型糖尿病患者普遍存在餐后高血糖的问题，餐后高血糖会带来很大危害，如心血管病变、视网膜病变、肾脏病变、老年糖尿病患者认知功能损害及增加肿瘤风险等。因此，要想控制好血糖，既要监测餐前血糖，更要监测餐后血糖。

误区 5：家用血糖仪的结果靠不住

专家建议：糖尿病患者进行血糖的自我监测可了解自己血糖水平的情况，并根据血糖的情况来调整饮食，同时把记录下来的监测数据提供给医生也有利于医生调整治疗。建议有条件的患者最好使用血糖仪。

误区 6：测血糖前可空腹吃药

专家建议：有的糖尿病患者习惯每天在早餐前服用降糖药物，即使当天要测血糖也是如此，但是，服用降血糖的药物会影响血糖值。因此，患者空腹测血糖前最好不要吃降糖药。

误区 7：运动前不用测血糖

专家建议：很多糖尿病患者都知道每天要适量运动，却忽略了对运动前血糖的监测。运动前进行血糖测试十分必要。剧烈运动时身体会分泌多种激素，其中便包括与胰岛素对抗的激素，它会使血糖更高，容易出现一些急性并发症，尤其是酮症酸中毒。运动也会消耗大量的能量，引起血糖过低而发生低血糖。运动前监测血糖如过高或过低都不适宜运动，应根据血糖水平科学地选择适当的运动强度。

误区 8：检查前停用降糖药

专家建议：有些患者认为停药后的血糖才是真实情况。实际上，检查血糖的目的是检查药物对糖尿病的控制情况，如果停药后再测血糖，这样得出的检测结果既不能准确反映病情，还会造成血糖波动及加重病情。另外，有的患者为了得到理想结果而在检查前一天过分节食，此时所测的血糖结果可能偏低一些，但却不能代表平常血糖控制的真实情况。为保证检查结果的真实可信，检查前一天用药和进餐应与平常一样，并保证夜间睡眠良好。

误区 9：随便找时间检查

专家建议：检查空腹血糖和餐后血糖的时间不是随意而定的，是有要求的。检查空腹血糖的时间最好在早上 6～7 时，抽血时，患者要保证前一日晚餐后至次日清晨做监测时空腹至少 8h，应注意超过 12h 的“超空腹”状态也会影响监测结果。而餐后血糖监测时按平时饮食习惯吃饭，餐前降糖药照常服用，抽血时间从吃第一口主食算起 2h。同时，要避免进食过多或剧烈运动、抽烟和饮用刺激性饮料（如咖啡等）。

误区 10：空腹血糖指标不高，肯定没得糖尿病

专家建议：大多数糖尿病患者早期没有明显症状，由于受饮食、运动的影响，表现为单纯以餐后血糖增高为主的糖尿病；如果在定期检查时空腹血糖在 5.6mmol/L 以上，应遵医生建议做口服葡萄糖耐量试验，以便于早诊断、早治疗。

误区 11：监测尿糖而非血糖

专家建议：尿糖反映的是过去一段时间内的平均血糖水平，而非即时血糖水平，受尿量和患者肾脏功能状态的影响：老年人及一些肾功能下降者，其血糖高时，可能出现尿糖正常或不高的情况，有的人出现尿糖高而血糖不高（比如妊娠期间肾糖阈值下降），而且无法发现低血糖，尤其对于老年糖尿病患者，临床症状不典型，大多有潜在的伴随疾病，发生低血糖的风险高，监测血糖比尿糖更

 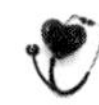

好、更准确。

误区 12：只监测血糖，而不在乎血压、血脂、体重等一系列指标

专家建议：糖尿病患者不但存在糖代谢紊乱，也常合并脂代谢紊乱，高脂血症促进大、小血管并发症的发生。糖尿病患者高血压患病率较一般人群的高血压患病率高 4～5 倍，当糖尿病合并高血压时，则糖尿病心脑血管并发症的发生发展加速，病死率增高。英国糖尿病前瞻性研究（UKPDS）结果显示，严格控制血压可使糖尿病患者心血管与微血管并发症减少 24%～56%，脑卒中减少 44%。控制血压和控制血糖同等重要，需自我监测，全面达标。

我们都知道，糖尿病治疗需采取综合治疗手段，而血糖监测是糖尿病综合治疗中重要保障措施之一，只有科学监测，明确治疗目标，才能控制急性并发症，预防并延缓慢性并发症，提高生活质量，拥有健康快乐！

第五节　糖化血红蛋白有哪些意义？

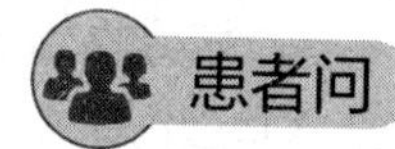

大夫，我平时自己监测血糖控制得不错，为什么医生还要我检查糖化血红蛋白呢？

1. 糖化血红蛋白的定义

糖化血红蛋白是人体血液中红细胞内的血红蛋白与血糖结合的产物，血糖和血红蛋白的结合生成糖化血红蛋白是不可逆反应，并与血糖浓度成正比，且保持 120d 左右，所以可以观测到 120d 之前的血糖浓度。糖化血红蛋白的英文代号为 HbA1c。糖化血红蛋白测试通常可以反映患者近 8～12 周的血糖控制情况。

2. 糖化血红蛋白是糖尿病血糖控制的金标准

所有糖尿病患者均适于自我血糖监测，但空腹血糖和餐后血糖均受到饮食习惯的影响，有时相对不稳定，而糖化血红蛋白则不受上述因素影响。糖化血红蛋白是一项说服力较强、数据较客观、稳定性较好的生化检查，能反映糖尿病患者2～3个月的糖代谢状况，同时与糖尿病并发症尤其是微血管病变关系密切，在糖尿病领域有重要的临床参考价值。目前将HbA1c对糖尿病的重大影响与胰岛素的问世相提并论，将其作为监测糖尿病血糖控制的金标准。

表 10-6　HbA1c是血糖监测的重要标准

糖化血红蛋白范围	临床意义
4%～6%	正常
＜6%	控制偏低，患者容易出现低血糖
6%～7%	控制理想
7%～8%	可以接受
8%～9%	控制不好
＞9%	控制很差，慢性并发症发生发展的危险因素

3. 糖化血红蛋白监测的意义

（1）作为糖尿病的病情监测指标，了解患者近阶段的血糖情况，对预防糖尿病孕妇可能发生的巨大儿、畸形胎、死胎以及估价糖尿病急慢性并发症的发生发展具有重要意义。对于糖化血红蛋白特别高的糖尿病患者，应警惕如酮症酸中毒等急性合并症的发生。

（2）对于病因尚未明确的昏迷或正在输注葡萄糖（测血糖高）进行抢救的患者，急查糖化血红蛋白具有鉴别诊断的价值。

（3）糖化血红蛋白可以列为糖尿病的普查和健康检查的项目，作为轻症、2型、“隐性”糖尿病的早期诊断指标。

（4）糖化血红蛋白监测可作为选择治疗方案的依据，需要定期监测，以尽早控制糖尿病。

① 有效达标的药物选择：生活方式＋口服药治疗3个月HbA1c＞6.5%，可启动胰岛素治疗。

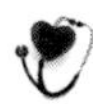

② 已用药患者药物调整，口服降糖药治疗 3 个月，HbA1c 仍高于 7.0%者应开始胰岛素治疗，并据监测及时调整方案，合理选用胰岛素，兼顾空腹和餐后血糖，延缓和预防并发症。

③ 新诊断患者起始治疗选择。所有患者一经诊断立即开始生活方式干预，由于单药治疗最多降低 HbA1c 2.0%，诊断时 HbA1c>9.0%者可考虑起始胰岛素治疗，以达到 6.5%的控制目标。HbA1c>9%时，说明患者存在着持续性高血糖，可以出现糖尿病肾病、动脉硬化、白内障等并发症。

（5）当患者 HbA1c>7%的时候开始降糖治疗，考虑到患者的个体差异性（期望寿命、低血糖、血管疾病等），需设定 HbA1c 个体化目标，安全控糖。

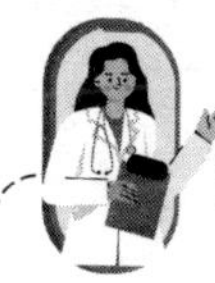

知识链接

测定 HbA1c 可以了解糖尿病患者在最近 2～3 个月的血糖控制情况。HbA1c 增高：说明患者持续血糖增高，此外，用含葡萄糖的透析液作血透的慢性肾衰、地中海贫血和白血病等患者亦增高。HbA1c 降低：溶血性贫血及失血性贫血、慢性肾衰竭、慢性持续性低血糖症等可引起降低。

糖化血红蛋白（HbA1c）是长期控制血糖最重要的评估指标。它与平均血糖的关系见表 10-7。

表 10-7　糖化血红蛋白和平均血糖的关系

HbA1c/%	平均血糖/(mmol/L)
6	7.5
7	9.5
8	11.5
9	13.5
10	15.5

续表

HbA1c/%	平均血糖/(mmol/L)
11	17.5
12	19.5

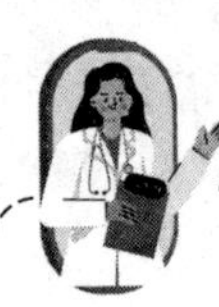

专家提示

何时监测糖化血红蛋白?

① 对于治疗达标或血糖稳定的患者每年至少测定2次。

② 更改治疗或未达标者每季度测定1次。

③ 必要时可随时测定，以便及时调整治疗方案。

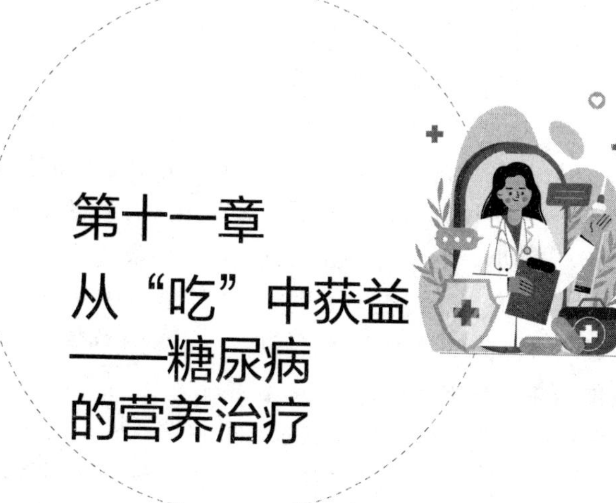

第十一章 从“吃”中获益——糖尿病的营养治疗

糖尿病的发生过程中，胰岛素分泌和（或）作用缺陷改变了机体细胞对葡萄糖的摄取和利用能力，高血糖及高胰岛素水平造成营养物质代谢紊乱，引起微血管和大血管病变，导致心血管、肾脏、视网膜、神经等全身多个系统的并发症发生。在糖尿病的治疗中，营养治疗是非常重要的。面对鲜香诱人的食物，糖尿病患者如何才能做到既品尝美食，又控制血糖在理想水平？这就需要科学的营养治疗，这是糖尿病综合治疗中必不可少的重要部分，也是糖尿病治疗的基础。营养治疗贯穿于所有类型糖尿病的预防和治疗过程中的每一个阶段，并发挥着其他治疗方法无法取代的重要作用。

第一节　糖尿病营养治疗原则是什么？

大夫，我知道糖尿病应该控制饮食，但又会担心吃得太少会造成

营养不良。饮食控制应该遵循怎样的原则呢？

医生答

饮食治疗是治疗糖尿病的基础疗法，是一切治疗方法的前提，适用于各型糖尿病患者。对饮食治疗，患者应该有充分的思想准备：在糖尿病患者饮食治疗初期，对患者及其家属都是一项艰苦的任务。在想多吃而不能多吃、爱吃又不能吃的矛盾中，一定要认识糖尿病的发生、发展、预后和饮食治疗的关系，坚定信心，坚持糖尿病饮食治疗。

糖尿病饮食的第一个原则就是控制总热量，保持“收支”平衡，这样才能达到更好的效果。糖尿病患者要遵照医嘱，合理分配每日总热量、蛋白质、脂肪及碳水化合物的适当比例。适当控制主食量：在一般情况下，休息的患者每天吃主食（米、面、玉米、小米、荞麦等）250～300g；轻体力劳动者每天350～400g；重体力劳动者每天450～550g。

糖尿病饮食的第二个原则就是均衡营养，合理安排碳水化合物、脂肪、蛋白质的热量比例，制定出适合自己的食谱，通常碳水化合物：脂肪：蛋白质为5：3：2，含碳水化合物高的食物有红薯、马铃薯、山药、粉条、粉皮等，如果食用可相应减少主食量。

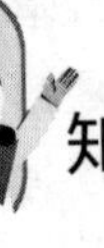

知识链接

糖尿病患者不控制副食可以吗？

糖尿病饮食中要科学地安排好主食与副食，不可只注意主食而轻视副食。虽然主食是血糖的主要来源，应予以控制，但是副食中的蛋白质、脂肪进入体内也可转化成血糖。蛋白质和脂肪在代谢中分别有58%和10%转化成葡萄糖。这类副食过多，也可使体重增加，对病情不利，因此，除合理控制主食外，副食也应合理搭配，否则也不能达到预期效果。

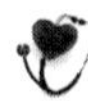

糖尿病饮食的第三个原则就是饮食需定时定量和化整为零。定时定量是指正餐。正常人推荐一日三餐，规律进食，每顿饭进食量基本保持平稳。这样做的目的是为了与降糖药更好的匹配，不至于出现血糖忽高忽低的状况。饮食定量，最标准的做法是称重，但是如果每日三餐都要称重，那就太麻烦了，患者不一定能长期坚持，怎么办？标准餐具可以帮你解决这个问题，将称好重量的食物放在标准餐具里，每日按这个量吃就行。化整为零是指零食。在血糖控制良好的情况下，可以允许患者吃适量水果以补充维生素。但吃法与正常人不同，一般不要饭后立即进食。可以选择饭后 2h 食用水果。吃的时候将水果分餐，如一个苹果分 2～4 次吃完，而不要一次性吃完。分餐次数越多，对血糖的影响越小。

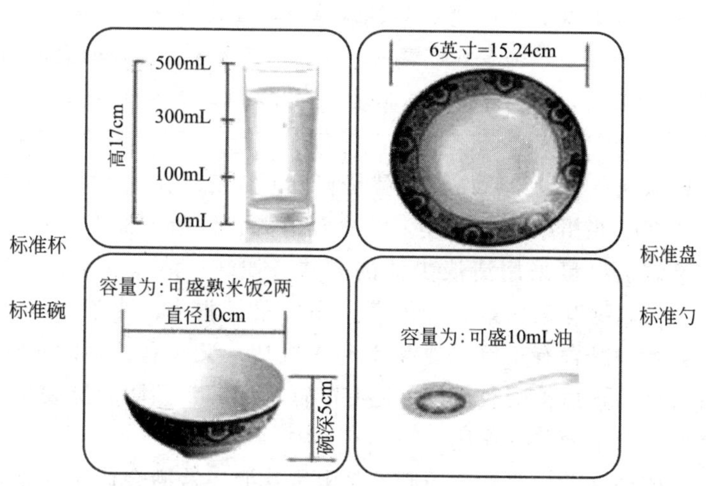

糖尿病饮食的第四个原则就是尽可能吃干不吃稀、吃硬不吃软，即建议糖尿病患者尽量吃“干”的、“硬”的，比如馒头、米饭、饼等，而不要吃面糊糊、粥、泡饭、面片汤、汤面条等。道理就是稀软饮食烹饪的时间较长，食物越软越烂就意味着越好消化，则升糖越快。

糖尿病饮食的第五个原则就是吃绿不吃红。食物品种太多，很多患者不能确定哪个是该吃的、哪个是不该吃的。一般绿色的多是含有叶绿素的食物，如青菜。而红色的食物含糖相对较高，不宜食用。如吃同样重量的黄瓜和番茄，番茄可以明显升糖。所以，在不能确定的情况下，“绿色”的一般比较保险。含纤维素较多的蔬菜可以多吃，如芹菜、青菜、韭菜、海带、紫菜等，但应注意烹饪的方法，应做到少植物油、忌动物油脂。

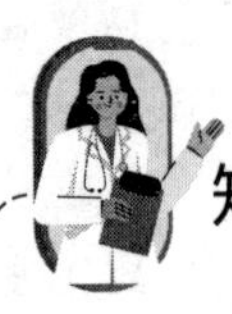

知识链接

常感饥饿怎么办？

饥饿往往是糖尿病的一种症状，随着病情好转，饥饿感会减轻。如在饮食治疗中感到饥饿难耐，可适当吃一些低热量、高容积的蔬菜，如黄瓜、番茄、青菜、芹菜等。煎炸的食物脂肪含量常高，难以确切计算其热量，糖尿病患者尽量不吃。

糖尿病饮食的第六个原则就是宜粗不宜精。在主食定量范围内尽可能多吃些粗杂粮及豆类，饮食宜清淡、低脂少油、少糖少盐，即在烹调上尽量采用清淡少油的方式，如炖、清蒸、水煮、凉拌等，蔬菜以绿叶菜为好，如油菜、小白菜、韭菜、菠菜、芹菜等，这些食物中既含有丰富的维生素和无机盐，又含有较多的粗纤维，能有效地防止血糖吸收过快，还有降低胆固醇、预防动脉硬化、帮助减肥及防治便秘的作用。

糖尿病饮食的第七个原则就是限制饮酒。饮酒会让血糖难以控制，如果饮酒，每日不超过 1～2 份标准量，一份标准量（含酒精 10g）是：啤酒 285mL，红酒 100mL，白酒 30mL，而且需遵医嘱，饮酒后应扣除相应能量的主食（一份标准量酒≈20g 主食）。忌空腹饮酒，空腹饮酒还会引起低血糖。

糖尿病饮食的第八个原则就是坚决戒烟。烟草中含有很多有害物质，其中危害性较高的就是尼古丁和焦油，当它们进入人体后，会抑制胰岛素的分泌。这些有害物质会对胰腺产生伤害，胰腺受

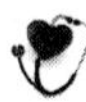

损，胰岛素分泌自然就会受阻。而且吸烟会增加身体对胰岛素的抵抗性，长此以往，葡萄糖就不容易被人体吸收，血糖也就逐渐升高了。除此之外，吸烟还会让血脂和血压升高，心脑血管问题就有可能会找上门。血糖不断升高，会给肾脏带来损害。多数研究表明，吸烟跟糖尿病肾病的发生有一定的关系。糖尿病人群吸烟，对视网膜损伤也比较大，尼古丁、一氧化碳会导致血管收缩，血小板聚集性也会变高，就会容易堵塞血管。眼部血液循环变差，眼部周围组织没有充足血液、氧气供应，也没有营养来滋养，就会让视网膜动脉硬化，视网膜缺血严重，就可能引发眼部相关问题。

第二节　如何控制体重和总热量?

大夫说我超重，需要减轻体重，那我每天应该吃多少呢?

进行有效的饮食控制，我们首先要学会的是确定每日饮食的总热量。热量是吃进体内的食物经转换变成身体所需的能量。正确的摄入热量＝身体消耗的热量≠吃得过饱或忍饥挨饿。

对于任何人来讲，食物需要多样化。一般来说，食物分为谷薯类、蔬果类、肉蛋类、油脂类，每一类食物都要包括在内，才能达到饮食平衡。俗话说“民以食为天”，对糖尿病患者而言，饮食可能比“天”还大，因为饮食控制得好坏直接影响到病情的发展，在糖尿病防治的“五驾马车”里，控制饮食占据着非常重要的位置。

1. 食物中的主要营养素

淀粉为人体热量的主要来源，例如饭、粉、面、面包等，此类食物直接影响血糖。蛋白质主要提供生长及修补身体细胞之用，例如鸡蛋、家禽、奶类、豆腐、海产品等。脂肪用于制造神经组织和细胞膜，促进维生素的吸收。瓜菜类及水果含丰富的纤维及维生素C，可以增加身体抵抗力及防止便秘。奶类含丰富蛋白质、钙质及磷质，有助于牙齿及骨骼健康。碳水化合物（谷薯类）提供主要淀粉来源，建议每日摄入6～11种，蔬菜3～5种，水果2～4种，奶类及制品或豆腐2～3种，蛋白质（肉、蛋、鱼）2～3种，塔尖部可有少量个人喜爱食品如朱古力、蜂蜜及油等，即每日以碳水化合物类食物为主，再配以蔬菜水果和适量的鱼肉等蛋白质类食物，便可以充分摄取一天所需的各种营养了。

2. 确定每日饮食总热量

在生活中，我们发现，肥胖者比体重正常者容易出现高血糖，这是因为，当人们发胖以后，胰岛素就不能正常发挥作用了，血糖水平就可能升高。所以说，肥胖是导致高血糖的危险因素，控制热量摄入、保持理想体重是糖尿病营养治疗的核心。

（1）每日所需热量与理想体重相关，那么，什么样才算是理想体重呢？可以通过以下公式来计算一下。

公式一：理想体重(kg)＝实际身高(cm)－105

公式二：理想体重(kg)＝[实际身高(cm)－100]×0.9

得出了理想体重以后，您就可通过自己的实际体重与理想体重的比较，来判断一下自己的体重是否正常了。

实际体重在理想体重的10%左右——属正常；

实际体重超过理想体重的20%——属肥胖；

实际体重少于理想体重的20%——属消瘦。

表11-1为判定体重是否正常。

表11-1 判定体重是否正常

计算公式	参照数值	体重评价
(目前体重－理想体重)/理想体重×100%	≥20%	肥胖
	≥10%	超重
	±10%	正常体重
	≤－10%	偏瘦
	≤－20%	消瘦

举例说明：糖尿病患者李先生，48 岁，从事办公室工作，身高 175cm，体重为 85kg。

计算理想体重和体型：

理想体重：175－105＝70(kg)。

体型判断：(85－70)/70×100% ＝21%，属于肥胖。

糖尿病患者要控制好体重，就要先确定自己每日所需的总热量。那么，患者每天摄入多少热量最合适呢？

(2) 每日所需热量还与活动强度相关　活动强度不同，身体所需热量也不同。具体所需热量可以通过体重和活动强度来进行判断，也就是根据体型和劳动强度算出每日每千克体重所需的热量，根据每千克体重所需热量估算每日所需总热量。我们来参考表 11-2，按这张表参考自己的活动强度就可以计算出每日所需的总热量了(表 11-3)。

表 11-2　劳动强度（活动强度）

劳动(活动)强度	劳动(活动)项目
重体力劳动	重农业农民、重工业工人、室外建筑搬运工、建筑工、铸造工、木工、收割、挖掘工、长跑、跳绳、打篮球、游泳、击剑
中体力劳动	售货员、电焊工、电工安装、环卫工人、搬运较轻东西、缓步较长距离行走、庭院耕作、油漆工、管道工、慢跑、上楼、骑自行车、滑雪、滑冰、打排球、登山、打乒乓球、大多数室内活动
轻体力劳动	坐式工作、步行、缓步短距离行走、洗涤、家务劳动、下楼梯、体操、打保龄球、太极拳、打高尔夫球、购物、司机、教师、医生
休息状态	卧床休息

表 11-3　成人糖尿病每日热能供给量（kcal/kg 理想体重）

体重	卧床	轻体力活动	中体力活动	重体力活动
消瘦	20～25	35	40	40～45
正常	15～20	30	35	40

续表

体重	卧床	轻体力活动	中体力活动	重体力活动
肥胖	15	20～25	30	35

李先生是办公室职员，长期坐式工作，属轻体力劳动，但李先生体型属于肥胖，故李先生每日热量供给为 20～25kcal/kg 理想体重。

每日所需总热量＝理想体重×每日每千克理想体重所需热量

李先生每日所需总热量＝70×(20～25)＝1400～1750(kcal)

再举例说明：周老师是一位糖尿病患者，他身高 164cm，体重 72kg，今年 65 岁，退休在家，只做一些力所能及的活动。我们来计算一下他每天所需的热量。

第一步，先计算周老师的理想体重。

周老师的理想体重是 164－105＝59(kg)。

第二步，判断他的体重是否正常。

周老师实际体重为 72kg，超过理想体重的 22％[(72－59)/59×100％]，属于肥胖；

第三步，判断活动强度。

周老师退休在家，只做一些简单的劳动，所以，他的活动强度为轻体力活动。

第四步，根据体重和活动强度确定周老师每天每千克理想体重需要的热量。

通过查表可以得出，周老师每天每千克理想体重需要 20～25kcal 的热量。

第五步，计算总热量。

周老师每天所需的总热量为 1200～1500kcal，即

总热量＝(20～25)kcal/kg 理想体重×理想体重 59kg＝1180～1475(kcal/d)。

糖尿病患者一定要根据这种方法计算每天所需要的总热量，持之以恒，在日常饮食中控制好热量，使体重维持在理想或是适宜的水平。

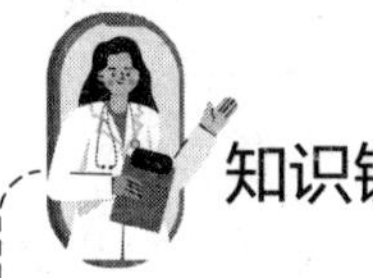

知识链接

糖尿病患者能饮酒吗？

酒含热量高（仅次于油），易增加体重，啤酒中含糖约11度（每100mL含糖11g），易吸收，使血糖升高，长期饮酒会伤肝，引起酒精性肝硬化，使血糖难以控制。所以一定要忌烟，少喝酒或不喝酒。如果饮酒，每日不超过1～2份标准量（一份标准量约含酒精10g，相当于啤酒285mL、红酒100mL、白酒30mL），并且饮酒后应扣除相应能量的主食（一份酒≈20g主食）。

第三节　如何用食品交换份设计食谱？

患者问

大夫，我们糖尿病患者自己可以设计每日的食谱吗？

医生答

让我们用食品交换份的方法来设计食谱吧。

食品交换份是一种常用的衡量热量大小的单位，通常约定每1个交换份产生90kcal的热量，也就是一份不同类食物交换份所提供的热量是相同的，同类食物在一定重量内所含的蛋白质、脂肪、碳水化合物和热量相近，即四大类食物中，每份食物所含热量约90kcal，患者在安排饮食的时候可以根据自己的喜好在同类食物间任意互换。知道了每日所需总热量，利用食品交换份，您可以为自己计算每日所需交换份。

每日所需交换份＝总热量÷90

李先生每日所需食物交换份：(1400～1750)÷90＝15～19(份)

可选择 17 份，总热量 1500kcal，如果体重降到正常，可以选择 19 份。

周老师每日所需食物交换份：(1200～1500)÷90＝13～17(份)

可选择 15 份，总热量 1400kcal，如果体重降到正常，可以选择 17 份。

食品交换份法将食物分成四大类（八小类），每份食物的热量为 90kcal，同类食物之间可选择互换，非同类食物之间不得互换。

首先，我们看一下食品交换份的四大类（8 小类）基本内容：①谷薯类——谷薯类；②菜果类——蔬菜类、水果类；③肉蛋类——大豆类、奶类、肉蛋类；④油脂类——坚果类、油脂类。

具体可参考表 11-4。

表 11-4 四大类食物 1 个交换份重量

组别	类别	每份重量	每份热量/kcal
谷薯类	1. 谷薯类	25g(1/2 两①)	90
菜果类	2. 蔬菜类	500g(1 斤)	90
	3. 水果类	200g(4 两)	90
肉蛋类	4. 大豆类	25g(1/2 两)	90
	5. 奶制类	160g(3 两)	90
	6. 肉蛋类	50g(1 两)	90
油脂类	7. 硬果类	15g(1/3 两)	90
	8. 油脂类	10g(1 汤匙)	90

① 按照中国人饮食习惯，食物重量以两或斤计。1 两为 50g，1 斤为 500g。后同。

(1) 谷薯类　1 个交换份重量含碳水化合物 20g，蛋白质 2g，产生 90kcal 热量。

等值主食（谷类、米面类）交换：25g 大米＝25g 小米＝25g 挂面＝25g 玉米＝25g 绿豆＝25g 红豆＝25g 干粉条＝25g 藕粉＝35g 馒头＝35g 咸面包＝25g 苏打饼干＝100g 马铃薯＝150g 湿粉皮＝25g 干莲子。

具体可以参考表11-5。

表11-5　等值谷薯类食品交换

食品	重量/g	食品	重量/g
大米、小米、糯米、薏米	25	干粉条、干莲子	25
高粱米、玉米糁	25	油条、油饼、苏打饼干	25
面粉、米粉、玉米面	25	烧饼、烙饼、馒头	35
混合面	25	咸面包、窝头	35
燕麦片、莜麦面	25	生面条、魔芋生面条	35
荞麦面、苦荞面	25	马铃薯	100
各种挂面、龙须面	25	湿粉皮	150
通心粉	25	鲜玉米(中等个带棒心一个)	200
绿豆、红豆、芸豆、干豌豆	25		

谷类、薯类和杂豆是日常膳食中能量的主要来源，每天应该吃250～400g，“不吃或少吃主食可以更好地控制血糖”这种说法是错误的！选择应多样化，粗细搭配，适量选择全谷类制品。马铃薯、山药、红薯、南瓜等食物淀粉含量较高，可以用来代替主食。

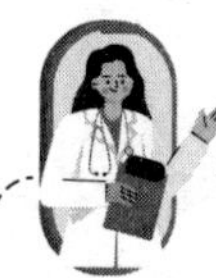

专家提示

蔬菜中的马铃薯、白薯、藕、山药、荸荠、菱角、凉薯、茭白、芋头、茨菇、百合等，它们的主要成分就是淀粉，可以与100g马铃薯和25g粮食交换。

除了黄豆以外的豆子（如红豆、绿豆、蚕豆、芸豆、豌豆）的主要成分是淀粉，可以当作主食吃。

（2）蔬菜类　1个交换份重量提供蛋白质5g，碳水化合物17g，热量90kcal。

等值蔬菜类食物交换：500g 白菜＝500g 青菜＝500g 菠菜＝500g 冬瓜＝500g 芹菜＝500g 西葫芦＝500g 韭菜＝500g 鲜蘑＝500g 黄瓜＝500g 茄子＝500g 番茄＝400g 白萝卜＝350g 南瓜＝250g 蒜苗＝200g 胡萝卜＝150g 山药＝100g 百合。

具体可以参考表 11-6。

表 11-6　等值蔬菜类食品交换

食品	重量/g	食品	重量/g
大白菜、圆白菜、菠菜、油菜	500	白萝卜、青椒、茭白、冬笋	400
韭菜、茴香、圆蒿	500	倭瓜、南瓜、菜花	350
芹菜、苤蓝、莴笋、油菜薹	500	鲜豇豆、扁豆、洋葱、蒜苗	250
西葫芦、番茄、冬瓜、苦瓜	500	胡萝卜	200
黄瓜、茄子、丝瓜	500	山药、荸荠、藕、凉薯	150
芥蓝、瓢儿菜	500	慈姑、百合、芋头	100
蕹菜、苋菜、龙须菜	500	毛豆、鲜豌豆	70
绿豆芽、鲜蘑、水浸海带	500		

蔬菜中含有丰富的维生素和膳食纤维，且多数蔬菜中碳水化合物含量较低。应保证蔬菜的摄入，每天蔬菜摄入量要达到 300～500g。同时限制炒菜用的油量，一般每人每天 25mL。

（3）水果类　1 个交换份重量提供蛋白质 1g，碳水化合物 21g，热量 90kcal。

等值水果类食物交换：500g 西瓜（带皮）＝300g 草莓＝250g 梨＝250g 橘子＝200g 橙子＝200g 菠萝＝200g 苹果＝200g 桃子＝200g 葡萄（带皮）＝200g 猕猴桃（带皮）＝150g 香蕉。

具体可以参考表 11-7。

表 11-7　等值水果类食品交换

食品	重量/g	食品	重量/g
柿、香蕉、鲜荔枝（带皮）	150	李子、杏（带皮）	200

 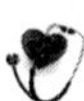

续表

食品	重量/g	食品	重量/g
梨、橘子	250	葡萄(带皮)、菠萝	200
橙子、柚子、苹果(带皮)	200	草莓	300
猕猴桃(带皮)、桃子	200	西瓜(带皮)	500

每100g常见水果含糖量可参考表11-8。

表11-8　部分水果的含糖量　　g/100g

水果名称	含量	水果名称	含量	水果名称	含量
椰子水	4.7	鲜椰子肉	10.1	菠萝	9.3
枇杷	6.6	番石榴	7.9	杨梅	6.3
草莓	5.7	樱桃	7.9	青梅	5.2
李子	8.8	江苏杏	4.8	阳桃	5.8
桃	7.5	鸭梨	9	柠檬	7.9
橙	9.8	柚	10	白兰瓜	5.2
哈密瓜	9	木瓜	5.3	西瓜	4.2

进食水果应有所选择，可以参考表11-9。

表11-9　水果的选择

分类	含糖量/g (每100g水果)	水果种类	热量/kcal (每100g水果)
适量食用	＜10	猕猴桃、鸭梨、青瓜、柠檬、李子、草莓、枇杷、西瓜等	20～40
谨慎食用	11～20	桃、杏、香蕉、山楂、鲜枣、海棠、荔枝、杧果、甜瓜、橘子等	50～90
不宜食用	＞20	干枣、红枣、红果、蜜枣、柿饼、葡萄干、杏干、桂圆等	100

很多人怕血糖升高而不敢吃水果。其实糖友可以吃水果，但有一定的条件，即应在血糖控制比较理想时食用：空腹血糖＜

7.8mmol/L，餐后血糖＜10.0mmol/L，糖化血红蛋白＜7.5%。

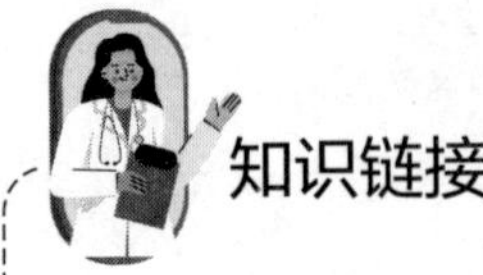

知识链接

糖尿病患者能吃水果吗？

很多糖尿病患者都知道，水果中含有葡萄糖，如果食用不当，可能会造成血糖升高，使病情反复，所以不敢吃水果，但是水果含有丰富的维生素、无机盐和膳食纤维，对维持人体健康有着特殊的作用，再加上水果味道可口，是人们喜爱的一种食物，完全舍弃未免可惜。

其实糖尿病患者只要把握好6要素，完全可以享受水果。

① 把握好病情：糖尿病患者近期血糖控制比较平稳，空腹时血糖控制在7.8mmol/L以下，餐后2h血糖控制在10mmol/L以下，而且糖化血红蛋白控制在7.5%以下，不会经常出现高血糖和低血糖。如果血糖控制不理想，可以先将番茄、黄瓜等蔬菜当成水果吃，等病情平稳后再吃水果。

② 把握好时间：一般在上午9～10点钟或下午3～4点钟，或在睡前1～2h吃水果，最好不要在餐前或餐后立即吃水果。

③ 把握好种类：吃水果时，应选择西瓜、苹果、梨、橘子、猕猴桃等含糖量相对较低而且升高血糖速度较慢的水果食用。

④ 把握好数量：根据水果对血糖的影响，每天可以吃200g（4两）左右的水果（可提供约90kcal的热量）

⑤ 把握好交换：吃水果4两（200g）同时应减少主食半两（25g），使每天摄入的总热量保持不变。

⑥ 把握好个体化：同一种水果对不同的糖尿病患者起到的作用是不同的，所以，建议您在吃水果前后测一下血糖，选择出适合自己的水果。

把握好以上这些要素，大多数糖尿病患者都能做到既控制好血糖，又享受到美味的水果。

（4）肉蛋类　每份肉蛋类重量提供蛋白质 9g，脂肪 9g，热量 90kcal。

1 份＝蛋 60g＝熟酱牛肉 35g＝香肠 20g＝50g 瘦猪肉＝25g 肥瘦猪肉＝80g 鱼肉＝100g 虾仁＝50g 鸭肉＝150g 鸡蛋清＝60g 鹌鹑蛋（约 6 个带壳）。

具体肉蛋类食品交换可参考表 11-10。

表 11-10　等值肉蛋类食品交换

食品	重量/g	食品	重量/g
熟火腿、香肠	20	鸡蛋粉	15
肥瘦猪肉	25	鸡蛋(1 大个带壳)	60
熟叉烧肉(无糖)、午餐肉	35	鸭蛋、松花蛋(1 大个带壳)	60
熟酱牛肉、熟酱鸭、大肉肠	35	鹌鹑蛋(6 个带壳)	60
瘦猪肉、牛肉、羊肉	50	鸡蛋清	150
带骨排骨	50	带鱼	80
鸭肉	50	草鱼、鲤鱼、甲鱼、比目鱼	80
鹅肉	50	大黄鱼、鳝鱼、黑鲢、鲫鱼	80
兔肉	100	对虾、青虾、鲜贝	80
蟹肉、水浸鱿鱼	100	水浸海参	350

（5）大豆类　每份大豆类供蛋白质 9g，脂肪 4g，碳水化合物 4g，热量 90kcal。

1 份＝100g 豆腐＝50g 豆腐干＝25g 黄豆。

黄豆及其制品碳水化合物的成分含量见表 11-11，具体大豆类食品交换可参考表 11-12。

表 11-11　黄豆及其制品碳水化合物的成分含量

黄豆	含碳水化合物	约 25%
黄豆面	含碳水化合物	约 40%
北豆腐	含碳水化合物	约 10%
南豆腐	含碳水化合物	约 20%

表 11-12 等值大豆类食品交换

食品	重量/g	食品	重量/g
腐竹	20	北豆腐	100
大豆(黄豆)	25	南豆腐(嫩豆腐)	150
大豆粉	25	豆浆(黄豆重量 1 份加水重量 8 份磨浆)	400
豆腐丝、豆腐干	50		

(6) 奶类 每份奶类含碳水化合物 6g，蛋白质 5g，脂肪 5g，热量 90kcal。

1 份＝25g 低脂或脱脂奶粉（3 汤匙）＝130g 无糖酸奶＝160g 牛奶。

具体可参考表 11-13。

表 11-13 等值奶类食品交换

食品	重量/g	食品	重量/g
奶粉	20	牛奶	160
脱脂奶粉	25	羊奶	160
奶酪	25	无糖酸奶	130
冰激凌(1 个)、雪糕(1 个)	60		

肉、蛋、奶类均为含蛋白质类较多食品。关于肉、蛋类的摄入，尽量选择脂肪含量低的瘦畜肉或禽肉。鱼类能提供优质蛋白，可适当多吃一些。动物内脏含胆固醇较高，不宜过多食用。建议每天吃半个至 1 个鸡蛋。乳类宜选择无糖、低脂乳制品，每日保证 300g。

请大家注意，肾功能受损时，应限制蛋白质摄入量，宜限制在 0.8g/kg 体重以下。

(7) 油脂类 每份油脂类提供脂肪 10g，热量 90kcal。

1 份＝植物油 10g＝动物油 10g＝芝麻酱 15g（2 汤匙）＝花生米 15g＝ 葵花子（带壳）25g＝西瓜子（带壳）40g＝奶油 18g。

具体可以参考表 11-14。

表 11-14　等值油脂类食品交换

食品	重量/g	食品	重量/g
花生油、香油(1 汤匙)	10	猪油	10
玉米油、菜籽油(1 汤匙)	10	牛油	10
豆油	10	羊油	10
红花油(1 汤匙)	10	黄油	10
核桃、杏仁	15	葵花籽(带壳)	25
花生米(约 30 粒)	15	西瓜子(带壳)	40

每日油脂类摄入量应不超过 25～30g。在允许范围内尽量选择富含多不饱和脂肪酸与单不饱和脂肪酸的食物，如葵花籽油、豆油、玉米油、橄榄油、茶油、菜籽油、花生酱、果仁等。含饱和脂肪酸的动物脂肪、猪油尽量不用。应经常更换烹调油的种类，注意看得见的脂肪如烹调油脂、黄油、动物外皮等以及警惕看不见的油脂如坚果类（15 粒花生米＝一小把瓜子≈10mL 油）。

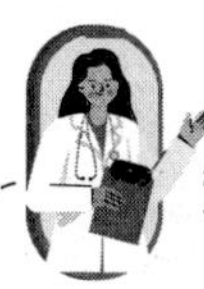

知识链接

1. 硬果类食物“充饥”可以吗？

不可以。不能用花生、瓜子、核桃、杏仁、松子、榛子等硬果类食物充饥，因为这些硬果类食物中都含一定量的碳水化合物，且含脂肪多，影响血糖且不利于减肥。

2. 植物油比动物油好，可以不受限制食用？

不可以。虽然植物油中含有多量的不饱和脂肪酸，比动物油要好，但都是脂肪，是高热量食物，不控制脂肪就容易超过每日所规定的总热量，使体重增加而影响血糖的控制。所以植物油也应计算入量，每日不超过 20g 为宜。

食盐的摄入量每日不应超过 6g（一矿泉水瓶盖的盐≈6g，一啤酒瓶瓶盖的盐≈3g）。

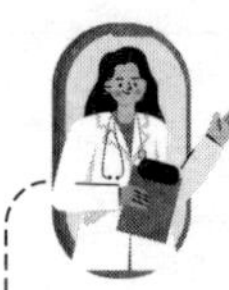

专家提示

不同类食品间只有营养素含量相似的食物才可相互交换，即使对肉垂涎欲滴，也还要听从医生的指导。因为，不同类食物即使热量一致，营养素却是不同的，只有各类食品均适当摄入才能达到营养平衡。

了解了各种饮食分量，可以根据自己饮食喜好，在同类食品之间互换，享受美食。

(8) 一日三餐巧分配　我们知道了饮食分量，要想达到“优质”，需要均衡营养，一日三餐就要合理分配。

最常见的分配方案是早餐 1/5、午餐 2/5、晚餐 2/5 或者早餐、午餐、晚餐各占 1/3，如果选择少食多餐的方案，可以在两餐之间和睡前加餐，但应注意加餐的热量从下一餐中扣除。

以周老师每日 1400kcal 热量，早餐、午餐、晚餐各占 1/3 举例如下。

食谱内容	食物交换份	早餐		午餐		晚餐	
		份	重量	份	重量	份	重量
谷薯类	8	2.5	1.25 两	3	1.5 两	2.5	1.25 两
菜果类	1	0	0	0.5	5 两	0.5	5 两
肉蛋类	5	2	2 两	1.5	1.5 两	1.5	1.5 两
油脂类	2	0.5	0.5 汤匙	1	1 汤匙	0.5	0.5 汤匙

第四节　糖尿病食谱举例

患者问

大夫，我 61 岁，男性，身高 168cm，体重 67kg，离职休息，但平

时活动量较大，食量中等，有饮牛奶及喜欢吃蔬菜、水果的习惯，能给我设计一个食谱吗？

标准体重为 168－105＝63kg，实际体重 67kg，体型大致正常。

每日所需总热量为 63×30＝1890（kcal）。

蛋白质 1890×15%＝284（kcal），284/4＝71（g），产热 4kal/g；

脂肪 1890×30%＝567（kcal），567/9＝63（g），产热 9kal/g；

碳水化合物 1890×55%＝1040（kcal），1040/4＝260（g），产热 4kal/g。

食品交换份 1890/90＝21（份）。

食品交换份计算见表 11-15，食谱内容分配见表 11-16。

表 11-15　食品交换份计算

食谱内容	交换份	食品量/g	蛋白质/g	脂肪/g	碳水化合物/g	热量/kcal
牛奶	1.5	250	8	8	9	140
蔬菜	1	500	5	—	17	88
水果	1.5	300	2	—	31	132
谷类	(260－57)/20＝10	250	20	—	200	880
肉蛋类	(71－35)/9＝4	200	36	24	—	360
油脂类	(63－32)/10＝3.1	31	—	31	—	279
合计	21		71	63	257	1879

表 11-16　食谱内容分配

食谱内容	交换份	食品量/g	早餐		午餐		晚餐	
			交换份	食品量/g	交换份	食品量/g	交换份	食品量/g
牛奶	1	250	1	250				
蔬菜	1	500	0.2	100	0.4	200	0.4	200

续表

食谱内容	交换份	食品量/g	早餐		午餐		晚餐	
			交换份	食品量/g	交换份	食品量/g	交换份	食品量/g
水果	1.5	300			0.75	150	0.75	150
谷类	10	250	2	50	4	100	4	100
肉蛋类	4	200			2	100	2	100
油脂类	3	30			1.5	15	1.5	15

食谱举例（单位：g）

早餐：牛奶 250，馒头 70，番茄 100。

午餐：大米饭 100，炒肉丝 50，苦瓜 100，烩南豆腐 150，小白菜汤 100，烹调油 1 汤匙。

下午加餐：苹果 150。

晚餐：大米饭 100，白切牛肉 50，炒芹菜 100，白干 50，鸡汤冬瓜 100，香菜 25，烹调油 1 汤匙半。

睡前加餐：梨 150。

全天烹调盐 3g。

我们还可以参照表 11-17。

表 11-17　不同热量糖尿病饮食内容

热量/kcal	交换份	谷薯组		蔬果类		肉蛋类		乳类		油脂类	
		重量	份数	重量	份数	重量	份数	牛奶	份数	重量	份数
1200	14	3 两	6	1 斤	1	3 两	3	250g	1.5	2 汤匙	2
1400	16	4 两	8	1 斤	1	3 两	3	250g	1.5	2 汤匙	2
1600	18	5 两	10	1 斤	1	3 两	3	250g	1.5	2 汤匙	2
1800	20	6 两	12	1 斤	1	3 两	3	250g	1.5	2 汤匙	2
2000	22	7 两	14	1 斤	1	3 两	3	250g	1.5	2 汤匙	2
2200	24	8 两	16	1 斤	1	3 两	3	250g	1.5	2 汤匙	2

假设一位糖尿病患者全天所需的总热量为 1800kcal。把这 1800kcal 热量换算成食品交换份份数，就是约 20 份，即

1800÷90＝20（份）

三餐热量按1/3、1/3、1/3分配或1/5、2/5、2/5分配，将各类食品按份数或比例分配至三餐中。从表11-17中可以看出，这位患者全天需要主食12份（6两），蔬果1份（1斤），肉蛋类3份（3两），乳类1.5份（250g），油脂2份（2汤匙）。

下面举例说明。

患者李阿姨，目前体重80kg，身高170cm，退休在家，活动量偏少。

首先，确定每日饮食总热量

评价体重情况：理想体重为170－105＝65(kg)

判断体重是否正常：(80－65)÷65×100％＝23％，已超过理想体重20％，属于肥胖体型。

每日总热量：李阿姨每日每千克体重的热量宜选择20～25，总热量为：65×(20～25)＝1300～1625（kcal）

其次，计算每日所需食物交换份

(1300～1625)÷90＝14～18（份），可选16份。如果体重降到正常，可以选择18份。

再者，均衡营养三餐巧搭配

1400kcal热量（16个交换份）

主食（8份）——谷薯类8份（约4两）。

副食（8份）——蔬果类1份（约1斤），肉蛋类4份，乳类1份，油脂类2份。

项目	谷薯类8份	蔬果类1份	肉蛋类4份	乳类1份	油脂类2份
早餐	2份 （咸面包2片）	0份	1份 （鸡蛋1个）	1份 （鲜牛奶1袋）	0份
中餐	3份 （生米1两半）	0.5份 （胡萝卜2两）	1.5份 （里脊肉1两半）	0份	1份 （豆油1汤匙）
晚餐	3份 （窝头2两）	0.5份 （豇豆2两半）	1.5份 （鱼肉2两半）	0份	1份 （花生油1汤匙）

合理饮食、控制进食总热量是糖尿病营养治疗的核心，是所有治疗方法中首要与基本的措施。糖尿病患者能吃的食物有很多种，完全可以根据自己的口味在同类食品间进行交换。

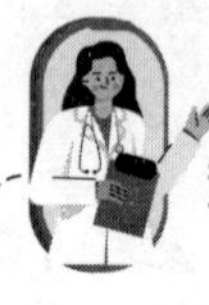

知识链接

糖尿病患者能吃无糖食品吗？

市场上所谓“无糖食品”实际上是“无蔗糖食品”。其中的甜味是甜味剂的作用，不是糖。但制作无糖食品所用原料中的淀粉、乳糖等仍可转变成葡萄糖，糕点、饼干、奶粉、麦片、八宝粥等成分多是碳水化合物，摄入过多同样可升高血糖，吃任何食品都要算算它的热量，不能无限制食用，如果食用市售无糖食品相对应减少其他食物，无糖食品不能随意当做零食吃。甜味剂是非糖食品，一般不会升高血糖，但也需吃后测血糖，甜味剂不能作为低血糖时的急救食品。

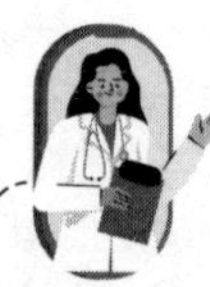

专家提示

糖尿病患者食盐每天应不超过 6g，尤其是合并高血压者，尽量避免油炸食物。肾功能不全的患者尽量不食用腌制食品如咸鱼、咸肉、咸菜等。中老年糖尿病患者及合并冠心病、高脂血症的患者，在饮食中要严格限制胆固醇的摄入量，如动物脂肪、动物内脏及海鲜、无鳞的鱼、蛋黄等含胆固醇较高，应少吃或不吃。

第五节　糖尿病饮食注意事项有哪些?

大夫，自从我得了糖尿病，既不吃糖了，也不喝饮料了，蛋糕都买无糖的，我还应该注意些什么吗?

饮食治疗是治疗糖尿病的基础疗法，是一切治疗方法的前提，适用于各型糖尿病患者。

(1) 饮食控制比吃药、打针更重要　糖尿病的治疗是综合疗法。有人形象地比喻糖尿病是一辆五匹马拉的车，“一匹”是饮食疗法，“一匹”是运动疗法，“一匹”是药物疗法，“一匹”是接受糖尿病教育，“一匹”是血糖监测。其中饮食疗法是驾辕的马，是最关键的，要认识到饮食控制在某种程度上比吃药、打针更重要。很多2型糖尿病患者饮食控制好了可以不吃药或少吃药，1型糖尿病患者饮食控制好了也可以少打胰岛素，所以要在营养师的帮助下，制定一个切实可行和能持之以恒的糖尿病食谱，坚持终生。轻型病例以食疗为主即可收到好的效果；中重型患者必须在饮食疗法的基础上，合理应用运动疗法和药物疗法。只有饮食控制得好，口服降糖药或胰岛胰才能发挥好疗效。否则，一味依赖所谓新药、特药而忽略食疗，临床很难取得好的效果。

(2) 饮食疗法应根据病情随时调整、灵活掌握　消瘦患者可适当放宽，保证总热量。肥胖患者必须严格控制饮食，以低热量、低脂肪饮食为主，以减轻体重。对于用胰岛素治疗者，应注意酌情在上午9～10时、下午3～4时或睡前加餐，防止发生低血糖。体力劳动或活动多时也应注意适当增加主食或加餐。

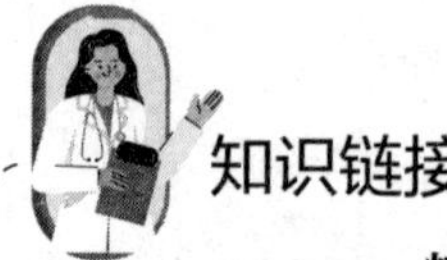

知识链接

糖尿病患者适合吃哪些食物?

糖尿病患者适宜多食富含硒的食物，如鱼、香菇、芝麻、大蒜、芥菜等。硒具有与胰岛素相同的调节糖代谢的生理活性，能降低血糖、改善糖尿病症状。

糖尿病患者适宜多食富含B族维生素和维生素C的食物，如白菜、豆类、青菜、芥菜、甘蓝、青椒、鲜枣等。补足这两种营养素，有利于减缓糖尿病并发症的进程，对减轻糖尿病视网膜病变及肾病有利。糖尿病患者适于多食含钙的食物，如虾皮、海带、排骨、芝麻酱、黄豆、牛奶等，缺钙能促使糖尿病患者的病情加重。此外，南瓜、苦瓜、洋葱、黄鳝等对患者多饮、多食、多尿症状有明显改善作用，有降低血糖、调节血糖水平的功能，适宜多吃。

（3）饮食疗法应科学合理，不可太过或不及　应根据自己的病情、体重、身高严格地进行计算，不可只注意主食而轻视副食。虽然主食是血糖的主要来源，应予以控制，但是副食中的蛋白质、脂肪进入体内也有一部分可变成糖，成为血糖的来源。蛋白质和脂肪在代谢中分别有58%和10%变成葡萄糖。这类副食过多，也可使体重增加，对病情不利。饮食控制不等于饥饿疗法，很多糖尿病患者把饮食控制理解为饥饿疗法。长期饥饿会出现营养不良，其后果更为严重，对于减肥的糖尿病患者要在医生和营养师的监督下进行，对于饥饿感比较明显的患者可适当加餐，多吃一些含糖少的蔬菜，如绿叶菜，以及瓜菜类、豆制品等。

（4）限制饮食中胆固醇的含量　因糖尿病患者病情控制不好时，易使血清胆固醇升高，造成糖尿病血管并发症、合并冠心病等。一般主张胆固醇的限量为每日低于300mg。故临床应不用或少用肥肉和动物内脏（如心、肝、肾、脑等），因这类食物都含较高

的胆固醇。应多吃瘦肉和鱼、虾等，此属高蛋白低脂肪食物。

(5) 糖尿病患者的饮食烹调方法　推荐炖、煮、煲、清蒸、烩、凉拌、汆等，这些方法营养成分损失少，不增加脂肪量，容易消化吸收，清淡爽口；不推荐采用炸、煎、过油红烧等方法，因为不但蛋白质、维生素破坏多，而且使肉中脂肪过度氧化，产生致癌物，增加脂肪量和热量。

(6) 糖尿病患者选择调味品　食盐每日不超过 6g，伴有高血压的患者不超过 5g，同时别忽视了酱油中的含盐量；有些调味品的热量很高，如辣酱、甜面酱、麻酱等，如用醋、柠檬汁替代将是个不错的选择。

(7) 糖尿病患者的加餐或零食　推荐食物有番茄、黄瓜、苹果、梨、无糖酸奶、牛奶、蚕豆、青豆等；不推荐食物有薯片、糕点、沙琪玛、瓜子、花生等。

(8) 糖尿病患者喝水　推荐饮用不产生任何热量的白水，每日 6～8 杯。可饮茶水适量，应限制饮用酒和咖啡，不推荐含糖饮料，如汽水、果汁饮料等。

(9) 合并并发症时的饮食注意事项

① 合并心脑血管病：注意低盐、低脂，饮食要清淡，多摄入膳食纤维，禁止饮酒。

② 合并糖尿病肾病：注意蛋白质摄入以优质动物蛋白为主，每日宜限制在 0.8g/kg 体重以下，选择热量高而蛋白质含量低的主食，如马铃薯、红薯、山药等，选择低钾、高钙的食物。

③ 合并视网膜病变：注意切忌辛辣食品，如辣椒、生葱、生蒜等。

(10) 合并各种感染时请注意　糖尿病患者容易合并各种感染，而且后果通常比较严重，血糖控制差的患者感染会更为严重，因为感染可以使血糖升高，而血糖的升高不利于感染的恢复，形成恶性循环，感染可诱发糖尿病急性并发症，是糖尿病的重要死因之一，值得警惕。

糖尿病患者常见的感染如下。

① 糖尿病患者常可导致严重的泌尿系感染，如严重的肾盂肾炎、肾及肾周脓肿、肾乳头坏死和败血症。

② 肺炎、呼吸道真菌感染亦多见于糖尿病患者。

③ 糖尿病患者结核的发生率显著高于非糖尿病患者，并且非典型的影像学表现在糖尿病患者中更多见。

④ 皮肤葡萄球菌感染（常见于下肢）在糖尿病患者中也比较常见。

⑤ 糖尿病患者中牙周炎的发生率增加，并且导致牙齿松动。

⑥ 外耳炎常常是糖尿病患者被忽略的感染灶。

⑦ 糖尿病患者也容易引起胆道感染。

糖尿病患者容易发生这么多感染，但只要及早预防并及时就医，很多感染都是可以预防和控制的。最关键的是：首先要做到控制好血糖，其次要加强自身卫生，养成良好的卫生习惯，必要时进行免疫接种，防患于未然。如果发生了轻度的感染，首先一定要严格控制血糖，并及早就医，千万要重视早期感染的治疗。

如果并发了泌尿系感染，注意要多喝水，并注意个人卫生，女性患者注意经期卫生，洗澡应淋浴而不要盆浴，毛巾不要混用。

如果您容易并发肺炎，要特别注意预防感冒，必要时接种流感疫苗和肺炎球菌疫苗，可每年进行1～2次胸部X线检查，及早发现肺结核并早期治疗。

如果您容易发生皮肤感染，要特别注意皮肤清洁，不要用有刺激性的香皂和沐浴液。如果发现轻微的损伤也不要忽视，要及早治疗。

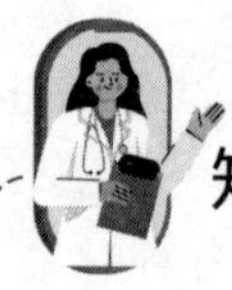

知识链接

快速确定食物分量

每天的肉类食物摄入量相当于一副扑克牌大小；

每天吃一个网球大小的苹果和梨；

每天吃拳头大小的马铃薯或红薯，同时应减去相应的主食；

用标准碗盛米饭，每次为2两。

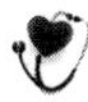

第六节　糖尿病饮食常见误区有哪些？

大夫，糖尿病饮食控制容易有哪些误区呢？

对于患者，无论您是哪一种类型糖尿病，无论您处于糖尿病哪一阶段，目前采取何种治疗方法，饮食治疗是最基础的治疗，只有严格控制饮食，才能避免或延缓并发症的出现和进展。在饮食控制过程中，可能存在一些误区，应注意。

（1）过度节食　初始因热量摄入减少使血糖、尿糖暂时下降，随后由于营养素摄入不足，人体活动的能量只能依靠分解体内的脂肪来供给，产物中有酮体，以致发生酮症酸中毒，严重时危及生命，此法不可取。

（2）少吃主食　不少患者认为，主食越少吃越好，甚至连续数年把主食控制在每餐仅吃半两到一两，这会造成两种后果：一是由于主食摄入不足，总热量无法满足机体代谢的需要，导致体内脂肪和蛋白质过量分解、身体消瘦、营养不良，甚至产生饥饿性酮症；二是控制了主食量，但对油脂、零食、肉蛋类食物不加控制，使每日总热量远远超标，且脂肪摄入过多，如此易并发高脂血症和心血管疾病，使饮食控制失败。其实，糖尿病饮食主要控制总热量与脂肪。而主食中含较多的复合碳水化合物，升血糖的速度相对较慢，应该保证吃够量。

（3）限制饮水　有些患者因发病初期有多饮、多尿症状，就限制饮水，这也是不妥的。口渴是因为葡萄糖从尿中排出带走大量水分。所以不必限制饮水，否则容易脱水或引起高黏血症，也不要等口渴了再喝水，应养成定时喝水的习惯。

（4）多吃坚果类食物饱腹　患者花生、瓜子不离口，认为这样可减轻饥饿感。其实，这些坚果类食物除含有丰富的蛋白质外，还含有油脂，大量摄入不仅增加热量，而且使血脂增高，一部分血脂可在体内通过糖异生作用转化为葡萄糖，从而使血糖增高，病情不易控制。瓜子、花生要计量，减少油的摄入。

（5）少吃粮食多吃鱼　糖尿病饮食讲究平衡蛋白质，多食用膳食纤维，低盐、低脂、低糖，过多的肉类摄入可使热量增加。另外，过多的蛋白质摄入会使肾小球滤过率增加，加重肾脏负担，尿酸增高。

（6）不敢吃水果　糖尿病应合理平衡饮食，水果中含有膳食纤维、铬、锰等微量元素，对提高体内胰岛素活性有很好的帮助作用，在血糖控制良好的情况下，适当进食水果是有好处的。

（7）不甜就能随便吃　部分患者错误地认为，糖尿病就该不吃甜的食物，咸面包、咸饼干以及市场上大量糖尿病专用甜味剂食品不含糖，饥饿时可以用它们充饥，不需控制。其实，各种面包、饼干与米饭、馒头一样，吃下去也会在体内转化成葡萄糖，导致血糖升高。因此，这类食品可以用来改善单调的口味，提高生活乐趣，但必须计算进总热量。

（8）吃多了加药就行　一些患者感到饥饿时常忍不住吃多了，他们认为，把平时的服药剂量加大就能把多吃的食物抵消。事实上，这样做不但使饮食控制形同虚设，而且在加重了胰岛负担的同时，增加了低血糖及药物不良反应发生的可能，不利于病情的控制。

（9）控制正餐，零食不限　部分患者三餐控制比较理想，但由于饥饿或其他原因养成吃零食的习惯，其实这样破坏了饮食控制。大多数零食均为含油脂量或热量较高的食品，任意食用会导致总热量超标。

（10）动物油不能吃，植物油多吃没事　尽管植物油中含有较多不饱和脂肪酸，但无论动物油、植物油，都是脂肪，都是高热量食物。如果不控制，就容易超过每日所规定的总热量。因此，植物油也要定量吃。

（11）只吃粗粮不吃细粮　粗粮含有较多的膳食纤维，有降糖、降脂、通便的功效，对身体有益。但如果吃太多的粗粮，就会增加胃肠负担，影响营养素的吸收，长此以往会造成营养不良。因此，无论吃什么食品，都应当适度。

（12）少吃一顿就省一顿药　有些患者为了控制好血糖，自作主张少吃一顿饭，特别是早餐，认为能省一顿药。其实，吃药不仅是为了对抗饮食导致的高血糖，还为了降低体内代谢和其他升高血糖的激素所致的高血糖。并且，不按时吃饭也容易诱发餐前低血糖而发生危险。另外，少吃这一顿，必然下一顿饭量增大，进而导致血糖控制不稳定。因此，按时、规律地用药和吃饭很重要。

（13）打上胰岛素就可以随便吃了　有些患者因口服药控制血糖不佳而改用胰岛素治疗，认为有了胰岛素就“天下太平”，不需再费神控制饮食了。其实，胰岛素治疗的目的是为了血糖平稳，胰岛素的使用量也必须在饮食固定的基础上才可以调整。如果饮食不控制，血糖会更加不稳定。因此，胰岛素治疗的同时不但需要配合营养治疗，而且非常必要。

（14）用尿糖试纸评估食物　有些患者为了监测所吃的食物尤其是甜味剂食品是否含糖，将食物溶液滴于尿糖试纸上，发现变色就非常恐惧，认为是高糖。其实只要是含糖（包括精制糖、多糖）的食物溶解后也会产生葡萄糖，而使试纸变色；无糖食品中只是没有蔗糖，其他形式的糖也会使试纸变色，但是它们不会使血糖上升太快或太高。

（15）山楂等流传的降糖食疗方法都可以降糖，无须限制

糖尿病饮食治疗的黄金法则告诉我们，所有饮食都要控制在总热量范围内。山楂对普通老年人有软化血管、抗凝的作用，但含有较高量的果糖，多吃会影响血糖控制。食疗偏方中的食品如果热量过高或脂肪量过高，也会影响血糖。因此，应慎重选用。

(16) 杂粮不必限制　有些糖尿病患者知道大米、面粉等主食必须控制食量，但他们认为杂粮含糖分少，不必限制。这也不正确。要知道食物中的碳水化合物主要来自大米、面粉、糯米，也可来自玉米、荞麦、小米、燕麦等杂粮。这些杂粮含有丰富的食物纤维，有助于糖尿病患者的空腹血糖及餐后 2h 血糖下降，并有明显的降脂作用。但是，杂粮仍是碳水化合物，产生的热量与米、面相当，如大米 50g 和玉米面 50g 的热量就差不多。所以，限制主食不仅指大米、面粉，杂粮同样也要控制。

(17) 甜的一点不能吃　糖尿病患者应该严格限制糖的摄入，但这并不意味一旦患了糖尿病，在任何时候均不能食用糖和甜味剂。有些患者已出现了较严重的低血糖反应，仍不敢吃糖，这种做法的结果很危险。无低血糖的糖尿病患者，一般要禁食蔗糖，而可用低热量或无热量的甜味剂来代替蔗糖，以满足患者的饮食口味。此外，甜菊叶也是一种较好的甜味剂，糖尿病患者在血糖控制良好的情况下也可适当食用。

(18) 喜欢喝稀饭　有些患者认为，同样一碗，稀饭肯定比干饭米量少，所以喜欢喝稀饭。但是稀饭的升糖指数高，即血糖升高的速度非常快，可以短期内引起血糖迅速上升，是非常不利于病情控制的。

饮食疗法是各型糖尿病的治疗基础，是糖尿病最根本的治疗方法之一。不论糖尿病属何种类型，病情轻重或有无并发症，是否用胰岛素或口服降糖药治疗，都应该严格、长期坚持饮食控制。对肥胖的 2 型糖尿病患者或老年轻型病例，可以把饮食疗法作为主要的治疗方法，适当配合口服降糖药，就能达到有效控制病情的目的。对 1 型糖尿病及重症病例，应在胰岛素等药物治疗的基础上，积极控制饮食，才能使血糖得到有效控制并防止病情的恶化。

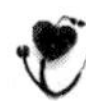

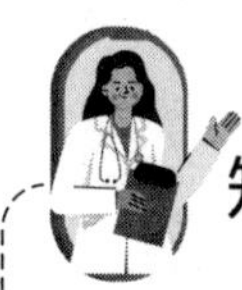

知识链接

怎样增加饱腹感？

① 用餐时，先吃光蔬菜，然后再开始吃主食和鱼肉类。

② 用餐过程持续20min，时刻提醒自己细嚼慢咽，充分体会食物的味道。

③ 餐前饮用一杯白开水。餐中根据需要可增加饮水量。

④ 餐后使自己尽快将注意力转移到别处，如出门散步、与家人聊天等。

第七节　妊娠期糖尿病患者如何注意饮食？

患者问

大夫，我现在怀孕24周，2天前在产科做产检，查完之后说我是妊娠糖尿病，让我控制饮食，但是按照这个饮食控制，我的孩子不就缺营养了吗？

医生答

妊娠期糖尿病一般在妊娠后期发生，占妊娠妇女的3%～6%，发病与妊娠期进食过多以及胎盘分泌的激素抵抗胰岛素的作用有关。大部分患者分娩后可恢复正常，但会成为今后发生糖尿病的高危人群。

1. 妊娠期糖尿病患者的注意事项

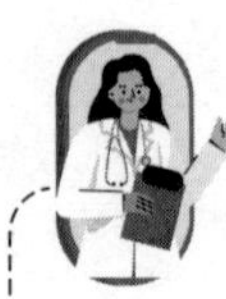

专家提示

妊娠期糖尿病盲目减重不可取

许多妈妈在妊娠期总害怕胎儿不够营养，吃得太多，结果孩子还没出生，自己已经成了大胖子。因此，产检时医生总要告诫孕妈妈要严格控制饮食、适当运动。这是因为孕期过量进食不仅容易导致孕期肥胖，造成巨大儿，增加难产概率，还可能导致妊娠期糖尿病，致使畸形胎儿发生率、胎儿死亡率上升。世上没有不好的食物，只有不科学的吃法；没有不好的膳食，只有不科学的搭配。孕期饮食一定要科学合理，不少妈妈发现自己患有妊娠期糖尿病之后就盲目减肥，减少饭量甚至不吃饭，这是不对的。患有妊娠期糖尿病的孕妈妈更应该严格控制饮食，合理搭配，而不是盲目减重。

患有妊娠期糖尿病的正常体重孕妈妈在孕期应该摄入充足的能量以保证适宜的体重增加，而不主张孕期减重；但对于超重和肥胖的妊娠期糖尿病妇女，适度限制能量和碳水化合物是适宜的，但必须要避免酮症酸中毒或饥饿性酮症。分娩后，妊娠期糖尿病患者还应进行生活方式的调整，增加体力活动，以此减重。

医学营养治疗对孕妇糖尿病的关注是选择食物以获得适宜的体重、正常血糖和避免酮症。胎儿期营养不良会使成人后慢性疾病风险升高；而孕妇的代谢改变、内分泌改变，后代的器官就会被永久性调整，以适应子宫内的营养失衡，造成出生体重异常，如低出生体重或巨大儿。同时，这些调整对日后丰富的食物摄入做出反应的适应性差，会导致肥胖、高血压、高血脂、胰岛素分泌失常等，罹患慢性疾病如心血管病、脑卒中、糖尿病等的风险也会升高。

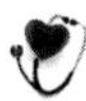

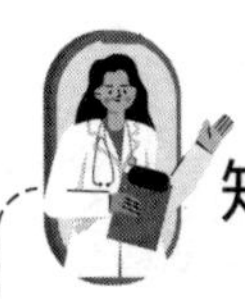

知识链接

妊娠期糖尿病该怎么吃?

一般来说，妊娠期糖尿病孕妇（妊娠后 5 个月）每千克体重能量推荐摄入量应该等于实际体重（kg）÷[身高(cm)－105]×100%。如果体重小于理想体重的 80%，推荐量为 40kcal/kg；如为理想体重的 80%～120%，推荐量为 30kcal/kg；如为理想体重的 121%～150%，推荐量为 24kcal/kg；如大于理想体重的 150%，推荐量为 12kcal/kg。孕中期以后能量需要增加为 200～300kcal/d；双胎额外增加 200kcal/d。

看到这，也许有人要说了，每天要吃那么多食物，每次都要算热量多麻烦，有没有简单的方法呢？若是觉得算热量麻烦，那么可以用手指来衡量，即两个拳头的主食，一个手掌心大小、一指宽的肉类，一个拳头的水果，两手抓的蔬菜，一拇指节的油脂。

2. 用正确方法制备低 GI 食品

GI 即血糖指数，表示进食碳水化合物后对血糖的影响，以区分不同碳水化合物引起的不同血糖应答。GI 值是指含 50g 碳水化合物的食物与相当量的葡萄糖在一定时间（一般为 2h）内血糖曲线下面积的百分比值，反映食物与葡萄糖相比升高血糖的速度和能力。GI 越低，血糖升高幅度越小。因此低 GI 食物对妊娠期糖尿病控制有很大的影响。

根据食物血糖生成指数研究提示，由于碳水化合物的消化率和消化速度不同，同等量的碳水化合物有不一样的血糖生成；一样的食物由于加工不同，有不一样的血糖应答；蔗糖并不一定比米饭的血糖应答高；不消化的碳水化合物可以被结肠细菌发酵。食物种类、成熟度、淀粉的结构和含量、食物的加工制作方法、食物成分（如膳食纤维、蛋白质、脂肪含量高等）都会影响食物的 GI。要想制作低 GI 食物，应该从以下几个方面着手。

（1）“粗”粮不要细作　从 GI 的概念出发，应控制粮食碾磨的精度。以面包为例，白面包 GI 为 80，但掺入 75%～80%大麦粒的面包 GI 为 34，所以提倡用粗制粉或带碎谷粒制成的面包代替精白面包。

（2）简单就好　在厨房要“懒”点，蔬菜能不切就不切，豆类能整粒吃就不要磨。蔬菜也是一样，一般薯类、蔬菜等不要切得太小或过箩成泥状。宁愿多嚼几下，肠道多运动，对血糖控制有利。

（3）多吃膳食纤维　可溶性膳食纤维有许多种，日常可直接买到的有魔芋。另外多选用含天然膳食纤维丰富的蔬菜，如芹菜、竹笋等，木耳、菇类也是较好来源。

（4）增加主食中的蛋白质　如一般的小麦面条 GI 为 81.6，强化蛋白质的意大利面条 GI 为 27，加鸡蛋的硬质小麦扁面条 GI 为 49。典型的意大利通心面用含蛋白质高的硬粒小麦颗粒粉制成，GI 仅 46。饺子是北方常用食物，蛋白质、纤维都高，也是低 GI 食品。

（5）急火煮，少加水　食物的软硬、生熟、稀稠、颗粒大小对 GI 都有影响。因此除非营养治疗的特殊需要外，谷类煮熟不必长时间高温和炖。因为加工时间越长，温度越高，水分多，糊化就越好，GI 也越高。

（6）吃点醋　食物经发酵后产生酸性物质，可使整个膳食的食物 GI 值降低。在副食中加醋或柠檬汁，也是简便易行的方法。

（7）高低搭配　高或中 GI 的食物与低 GI 的食物共同食用时会有一个中等 GI；但高 GI 食物与高 GI 食物一起食用时则 GI 更高。

饮食疗法为糖尿病的基础疗法，为了糖尿病患者长期血糖达标、病情稳定，必须严格遵守。

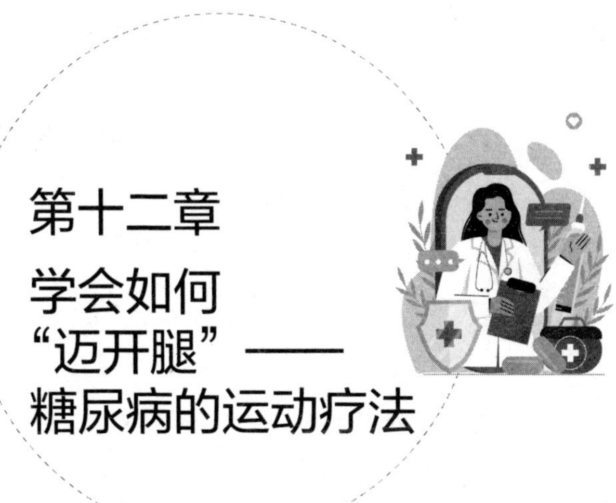

第十二章 学会如何“迈开腿”——糖尿病的运动疗法

第一节　运动都有什么好处?

第一次胎动，第一次翻身，第一次行走，运动在人的一生中无处不在。健康人每天应进行至少半小时的体育锻炼，也有人提出每天行走一万步。对于糖尿病患者，更不例外了。目前糖尿病患者中合并肥胖者较多，进行必要的运动往往比单纯控制饮食更能取得降糖效果，且糖尿病是骨质疏松的危险因素之一，适量运动可增加肌肉强度，减少骨折发生。采取科学的运动治疗，也就是通过有计划的、多样的、合理的、重复的运动，达到维持健康、改善患者病情的目的。

“生命在于运动”，对每个人来说，长期坚持运动有益于健康。对 2 型糖尿病患者来说，能量摄入过剩和运动不足是部分患者发病的主要原因之一，规律运动有助于控制血糖，减少心血管危险因素，减轻体重，提升幸福感，而且对糖尿病高危人群一级预防效果显著。

流行病学研究结果显示：规律运动 8 周以上可将 2 型糖尿病患

者 HbA1c 降低 0.66%；坚持规律运动 12～14 年的糖尿病患者病死率显著降低。

大夫，运动具体对糖尿病患者有哪些好处？运动是如何降低血糖的？

① 运动可加强肌肉组织对糖的利用，使血糖快速下降，有利于血糖控制。

② 运动可使体重减轻，明显改善胰岛素抵抗。2 型糖尿病患者大多肥胖，体育锻炼可以使肌肉细胞对胰岛素更加敏感，避免肝脏产生过多的葡萄糖，使体重下降，减少身体的脂肪含量，减轻胰岛素抵抗。

③ 运动可以促进血液循环，减少血栓的形成。

④ 运动可增加血管的弹性，进而减少高血压、冠心病等大血管并发症的发生。

⑤ 适当并长期坚持体育锻炼可促进新陈代谢，改善心肺功能，增强体质，延缓糖尿病并发症的进展。

⑥ 运动还可以陶冶情操，培养生活情趣，放松紧张情绪，缓解生活、工作的压力，提高生活质量，增强战胜疾病的信心。

大夫，每日应运动多长时间才能达到上述所说的效果？

成年 2 型糖尿病患者每周应至少做 150min（如每周运动 5 天，每次 30min）中等强度（50%～70%最大心率，运动时有点用力，心跳和呼吸加快但不急促）的有氧运动。研究发现即使一次进行短

时的体育运动（如 10min），累计 30min/d，也是有益的。

运动需要坚持，偶尔运动一两次是没有什么效果的。一旦患了糖尿病，不论您处于服药阶段还是胰岛素注射阶段，养成每天运动的习惯，即使每天 10～30min，对预防糖尿病的发生与进展也是很有帮助的。运动过少可能增加患心脏病、高血压、高胆固醇血症、肥胖等疾病的风险。

第二节　运动前应该做检查吗?

大夫，既然运动有诸多好处，是不是可以随时开始运动？需要不需要做一些检查以确保安全运动？

医生答

为了安全、有效运动，在运动前应该进行全面体格检查，如心率、血压、血糖、心肺功能、肾功能和眼底等，检查潜在的并发症，排除潜在的危险或损伤，确保运动的安全。建议在医生指导下制订合理有效的运动计划，以达到运动治疗的目的。

以下具体来说这些检查的必要性。

（1）查血糖、尿糖、尿酮体　查这些项目，是为了了解患者血糖水平，以决定运动时如何调节饮食和用药。有条件的患者可以在运动后查一查血糖、尿糖，这样可以观察运动对血糖的影响。

（2）查心电图、肺功能　这主要是判断患者心、肺功能，看看患者能否参加运动，能够承受多大的运动量。如果是老年人或患有肺部基础疾病，应该加测肺功能，有严重心、肺功能障碍的患者不能参加运动。

（3）查眼部并发症　如果患者有眼底出血、玻璃体出血、增殖性视网膜病变等，不宜参加运动，或者要对运动形式有所限制。

（4）对骨、关节、脚的检查　注意是否有关节畸形，是否存在糖尿病足的危险因素，如胼胝、鸡眼、脚趾急性损伤、趾外翻等。

在制定运动计划前一定要到正规医院向医生做出咨询，只有在医生正确指导下才能够制定安全有效的运动计划。

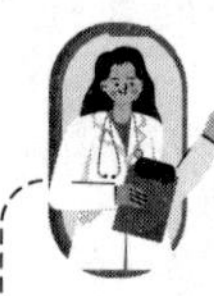

知识链接

运动项目要与患者的年龄、病情及身体承受能力相适应，并定期评估，适时调整运动计划。记录运动日记，有助于提升运动依从性。运动前后要加强血糖监测，运动量大或激烈运动时应建议患者临时调整饮食及药物治疗方案，以免发生低血糖。

空腹血糖>16.7mmol/L、反复低血糖或血糖波动较大、有糖尿病酮症酸中毒等急性代谢并发症、合并急性感染、增殖性视网膜病变、严重肾病、严重心脑血管疾病（不稳定型心绞痛、严重心律失常、一过性脑缺血发作）等情况禁忌运动，病情控制稳定后方可逐步恢复运动。

第三节　哪些人适合运动?

大夫，什么样的人适合运动呢?

医生答

以下四类人群是运动的适应证：

① 病情已控制的 2 型糖尿病患者。

② 体重超重或肥胖的 2 型糖尿病患者。

③ 病情稳定的 1 型糖尿病患者。

④ 稳定的妊娠期糖尿病患者。

运动存在我们生活的点点滴滴中，一般正常的生活都能时时刻刻运动。比如在家中，避免长时间坐在电视前，少用遥控器，经常走动，将散乱的家居用品归置整齐，打扫家居卫生，充分体会劳动的乐趣；外出时，能爬楼梯就不坐电梯，能步行就少坐汽车，如果开车就将车停在稍远的停车场，尽量增加步行机会；工作中，使用小杯子，经常到饮水机前打水喝，如果和同事沟通，少用电话，直接走到对方面前，注意避免久坐不动。

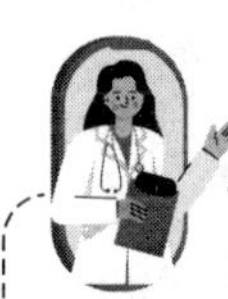

专家提示

不适当的运动时机

① 不要空腹运动；

② 不要在正午阳光暴晒时运动；

③ 不要在寒冷的早晨运动；

④ 不要在早晨浓雾还未散去时运动。

第四节　哪些人不适合运动?

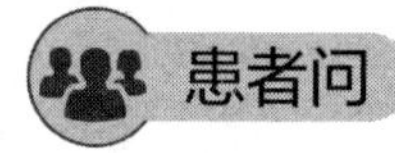

大夫，哪些人不适合运动呢？

有以下情况时，不建议运动，如果勉强坚持运动，可能会加重病情。

① 严重的大、小血管病变等并发症，比如心功能不全、心律失常，且活动后加重；伴有严重糖尿病肾病、严重糖尿病足或严重的眼底病变，均不建议运动。糖尿病微血管并发症如糖尿病增殖性视网膜病变的患者，应避免无氧及用力、剧烈震动，如若进行大强度运动，可能诱发玻璃体出血或牵拉性视网膜脱离。糖尿病肾病有大量蛋白尿患者，应暂缓运动。

② 血糖控制很差或者常出现低血糖的，有明显酮症或酮症酸中毒者。

③ 合并各种急性感染、慢性消耗性疾病。

④ 近期有血栓形成。

⑤ 经常出现脑供血不足症状。

⑥ 合并高血压患者在血压控制不佳时。

大夫，什么情况下，需要调整运动方案？

糖尿病慢性合并症患者在以下情况时应注意运动的形式及强度。

（1）糖尿病肾病　通常情况下，有糖尿病肾病的患者，可适当进行中或低强度的有氧运动。

（2）糖尿病神经病变

① 周围神经病变：周围神经病变的患者出现足部的保护性感觉丧失时应避免负重运动和需要足部反复运动的项目，并注意运动时鞋子的舒适性，在运动前后常规检查足部。推荐的运动有游泳、划船、骑自行车、坐式运动、手臂的锻炼、其他非负重运动。禁忌的运动有慢跑、脚踏车、爬楼梯、长时间行走。

② 自主神经病变：患者可由于自主神经病变而发生猝死和无症状性心肌缺血，在剧烈运动后更容易发生低血压或高血压，这些患者在体温调节方面存在障碍，应避免在过冷或过热的环境中运

动，并注意多饮水。

（3）糖尿病足 糖尿病足是糖尿病的一种慢性并发症，主要由于血管因素、神经因素及感染因素所导致，其致残率极高，严重影响患者的生活质量。糖尿病足患者应在不妨碍糖尿病足预防和治疗的同时，采取力所能及的运动方式，以利于血糖的控制，运动时注意以健侧肢体为主，患侧肢体不要承重，并以坐位或床上运动为主，不宜长时间站立。

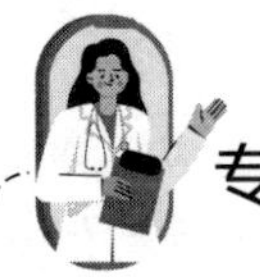

专家提示

① 若有糖尿病足：未发生溃疡时可适当运动，如散步、游泳、爬山等，运动时穿着合适的鞋子，注意足部保护。不宜长时间行走、慢跑及剧烈运动；已发生溃疡的患者应尽快到医院治疗。

② 若有糖尿病视网膜病变：运动时尽量避免眼压升高的动作，抗阻运动负荷不能过大，避免低头、憋气和无氧运动。

③ 若有糖尿病肾脏病变：轻微蛋白尿时可进行中或低强度运动；中度蛋白尿时应进行低强度运动；严重水肿及尿毒症时应避免运动。

④ 若有高血压：轻中度高血压时可选择中或低强度的有氧运动，避免做推、拉、举之类的力量练习；重度高血压时可选择太极拳、步行、做操、有氧舞蹈等低强度的有氧运动。

⑤ 若有冠心病：轻度供血不足时可选择中或低强度的有氧运动，避免无氧运动，如举重；偶有心绞痛、陈旧性心梗时可选择步行、做操、打太极拳等低强度运动；频繁心绞痛或急性心梗时应避免运动。

⑥ 若有脑梗死：急性期避免运动；亚急性期可进行必要的床上局部活动和尽可能的被动活动，需家人协助完成；慢性恢复期时应针对需要加强的部位功能（尤其是瘫痪部位）进行训练，必要时辅助器械。

第五节　如何选择运动?

大夫，完善相关检查后，适合运动的人群应该如何选择运动?

运动项目要与患者的年龄、病情及身体承受能力相适应，并定期评估，适时调整运动计划。记录运动日记有助于提升运动依从性。也就是说要选择自己容易坚持的运动方式与强度，根据自己的实际情况及工作性质等选择运动方式和持续时间。个体化的运动方式可以确保运动持续进行及运动量适度，才能达到治疗的预期目的。

中国成人2型糖尿病指南推荐：如无禁忌证，每周最好进行2～3次抗阻运动（两次锻炼间隔≥48h），以锻炼肌肉力量和耐力。锻炼部位应包括上肢、下肢、躯干等主要肌肉群，训练强度中等。联合进行抗阻运动和有氧运动可获得更大限度的代谢改善。

运动可以按强度分为最低强度、低强度、中等强度和高强度四种，具体见表12-1。

表12-1　运动强度及相关运动项目

运动强度	相关运动项目
高强度运动	跳绳、球类运动、游泳、快跑、爬山、跳舞
中等强度运动	快走、慢跑、坡路骑自行车、上楼梯、健身操
低强度运动	广播操、太极拳、气功、步行、下楼梯、平地骑自行车
最低强度活动	购物、散步、做简单家务、做饭、乘车

对于刚开始运动的患者，可以从低强度运动开始，结合个人喜好选择运动项目，当身体逐步适应一定强度的运动后，再选择中或

高强度的运动。

不同强度运动的能量消耗不同，在消耗相同热量的前提下，选择运动强度越低的项目，需要持续运动的时间就越长。比如同样消耗 90kcal 的热量，最低强度运动需要 30min，低强度运动需要 20min，中等强度运动需要 10min，而高强度运动只需要 5min。

① 非常轻度活动：如散步、做简单家务，持续 30min，消耗 90kcal 热量。

② 低强度运动：如太极拳、广播操，持续 20min，消耗 90kcal 热量。

③ 中等强度运动：如骑自行车、上楼梯，持续运动 10min，消耗 90kcal 热量。

④ 高强度运动：如跳绳、游泳，持续运动 5min，消耗 90kcal 热量。

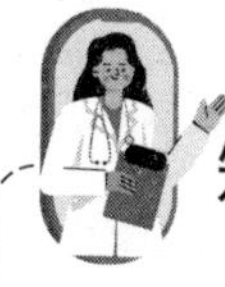

知识链接

家里的运动

（1）踮脚尖　将手扶在椅背上踮脚尖（左右交替提足跟）10～15min。

（2）爬楼梯　上楼梯时，背部要伸直，速度要依体力而定。

（3）坐椅运动　屈肘，双手叉腰，背部挺直，椅上坐、立反复进行，时间以自己体力而定。

（4）抗衡运动　双手支撑在墙壁上，双脚并立使上体前倾，以增加肌肉张力，每次支撑 15s 左右，做 3～5 次。

（5）床上运动　平躺床上，将脚抬高（可用棉被或枕头将脚部垫高），等脚发麻时再慢慢坐起来，如此反复。

以上运动可任选其一，也可交替进行。应注意要点是适度、全身锻炼！

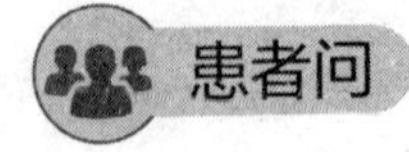

大夫，如您上述所说，每个人的身高、体重不一样，运动量也是不一样的。可是，怎样才算是适宜强度的运动呢？

（1）用心率、脉率判断运动强度　这是最简单的判断方法，即在运动结束时，立即数脉搏，适度运动脉搏数（次/分）＝170－年龄，如果您是60岁以上患者，适度运动脉搏数是每分钟90～100次。

（2）根据自我感觉来判断运动强度。

① 运动量适宜：运动时心跳加快，但呼吸不急促，能持续运动10～30min，微微出汗（不是指夏天由于天气热而出汗），稍感累但仍能坚持运动，运动后休息一下就能够恢复体力，第二天精力更加充沛。

② 运动量过大：运动后大汗，胸闷气短，非常疲乏，休息后15min脉搏未恢复，次日周身乏力。

③ 运动量不足：运动后无汗，无发热感，脉搏无变化或在2min内恢复。

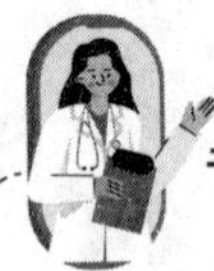

专家提示

对体重正常的患者，运动所消耗的能量应与其饮食摄入的能量保持平衡；对肥胖和超重的人，要求运动消耗的能量大于饮食摄入的能量，才可达到减肥目的。建议年龄在70岁以下、无严重合并症并在注意控制饮食的条件下者，一日的运动量消耗在300kcal左右为宜。

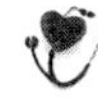

值得强调的是，中等强度运动必须结合患者具体情况而定。同一个人，若当前体力活动水平不同，相应的中等强度则不同。如当前体力活动水平低、活动量小的患者在开始运动时以每分钟60～80m的速度步行，就已经是中等强度；随着体力活动水平提高，步行速度增至每分钟90～100m才能达到中等强度要求。

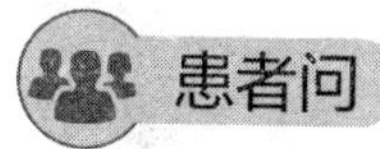

大夫，您上面有小提示什么时间不宜运动，可否详细说明什么时间适宜运动呢？

① 运动时间相对固定，宜安排在早餐或晚餐后，利于血糖控制稳定。

② 餐后1h开始，进行运动最好的时间是从您开始吃第一口饭算起的1h以后，因为这时候血糖比较高，运动时不容易发生低血糖，而且降糖效果又好。如果您习惯清晨运动，应该先少量进食后，再去晨练。

③ 避免空腹做运动，避免正午阳光暴晒时运动或者寒冷的早晨运动；在早晨浓雾还未散去时避免运动。

大夫，知道了运动的时间，有没有具体的运动步骤？

医生答

一般采取“热身—运动—整理”三步法。以运动30min为例，一般做5min的热身运动，如肢体伸展的动作等，可以增加肌肉和关节的弹性，动作宜由小至大。之后是20～30min的中等强度运动后，最后再来5min的整理运动。热身运动和整理运动可以是同样

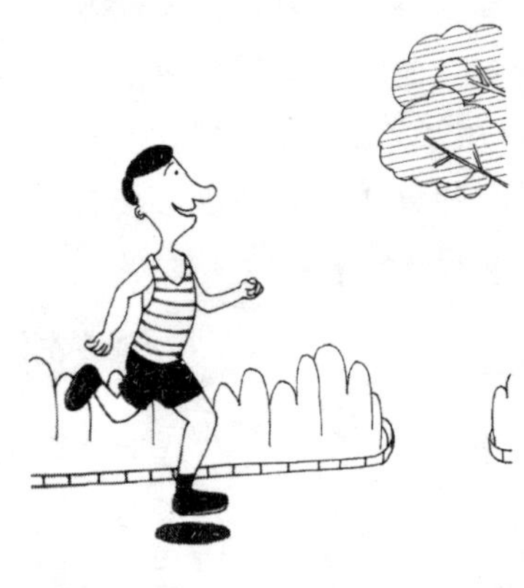

的运动（整理运动可逐渐使心率降至运动前的水平）。

建议您每次运动要持续30～60min，最好有计划的天天坚持，并且从每天运动半小时开始逐渐加大运动量。请选择耐力性的全身运动，最重要的是要养成运动的习惯，逐步增强自己的运动意识。

制定适宜的运动计划，量力而行，循序渐进，持之以恒，达到运动健康的目的。

下面介绍重点运动项目——散步与慢跑。

一般说来，快走与散步是最常见的比较适合广大糖尿病患者的运动式，尤其对年长的糖尿病患者更为适合。所谓“练十练不如散一散”，强调的是任其自然的一种锻炼方式。

(1) 散步　作为一项运动，简便、易行、有效、不必花钱，不受时间、地点限制，运动强度较小、比较安全，而且多数人可以立即进行，对于糖尿病患者来说，是一项理想的运动，特别适合年龄较大、身体较弱者，建议步行速度比平时走路速度稍快即可。

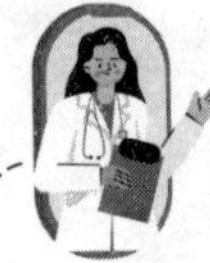

知识小卡片

步行速度与时间

① 快速步行：90～100m/min；

② 中速步行：70～90m/min；

③ 慢速步行：40～70m/min。

建议从慢速步行开始，逐渐增加步行速度；时间可以从10min

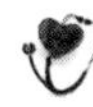

逐步延长至30min；距离可自500m延长至1000～1500m；中间可穿插一些爬坡或登台阶等，但需循序渐进、量力而行。步行时间不宜过早，待太阳升起、雾气散后进行。

正确的姿势：建议您步行时应该伸展背肌，挺直腰板，抬头挺胸，手握空拳，双臂自然弯曲、摆动，肩膀向下、向后放松，足跟先着地，步伐适中舒适，要协调，步伐自然有力、有弹性。

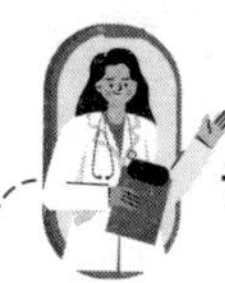

专家提示

步行是最安全的运动方式，可为首选。在步行时应抬头挺胸收腹，以免因含胸驼背而引起背部肌肉疲劳，从而影响运动的持续性。用慢速（40～70步/分）或中速（70～90步/分）散步，每次30～60min，可用于一般保健。

在步行前、后要检查足部是否有茧或鸡眼；足部是否存在血液循环不良；趾甲是否过长；足跟是否干裂，鞋是否合脚；如果出现问题，应该及时处理。特别是有神经功能障碍的患者，一定要注意有时会在不知不觉中出现足部的损伤。

（2）慢跑　属中等强度运动，运动效果明显，运动量容易控制，不受时间、地点或器械限制，适合较年轻、身体条件较好、有一定锻炼基础的糖尿病患者，较为轻松。

① 正确的姿势：肌肉放松，两臂自由摆动，全脚掌着地，同时与呼吸节律配合。

② 运动时间：最好在早上进行，应先做操然后跑步，持续时间宜10min以上。临睡前一般不宜跑步。

③ 注意事项：常规慢跑速度一般为30～40s/100m，但由于下肢关节受力较大，易引起膝关节和踝关节疼痛，注意选择平整场地，也可慢跑、步行交替进行。

第六节　运动的注意事项有哪些?

患者问

大夫，请具体说说运动前、中、后我们应该注意些什么吗?

1. 运动前注意事项

① 制定运动方案前应作全面身体检查，并与医生共同制定适合的运动方案，或得到专业人员的认可。

② 可带必要的护具，比如护膝、护踝等。

③ 随身携带糖果、点心等，以防发生低血糖。

④ 运动前监测血糖，以便根据自己的血糖水平选择合适的运动形式和运动量。运动前监测血糖，如血糖过低（＜5.5mmol/L）应先加餐，如血糖过高（＞16.7mmol/L）应暂停运动。

⑤ 尽可能不在空腹时运动，请在饭后 1～2h 后进行运动，因为这个时候血糖水平较高，不容易发生低血糖。

⑥ 运动前请先进行低强度热身运动。

⑦ 不宜在气候恶劣、过热或过冷的环境中运动，冬季应注意保暖，夏季应防治中暑。

⑧ 选择安全、宁静、环境优美等合适的场地。

⑨ 再次提醒您穿宽松衣裤，准备合脚、舒适、透气、吸汗的鞋袜，禁止运动时赤脚。

⑩ 注射胰岛素的患者，应避免将胰岛素注射在将要运动的肢体上，最好注射在腹部，因为肢体的活动会使胰岛素吸收加快、作用加强，易发生低血糖。如果运动量较大，可适当减少运动前的胰岛素（尤其是短效胰岛素）剂量，也可在运动前及运动中间适当进食。胰岛素泵使用者不宜做剧烈、较大幅度的运动，以免泵管脱

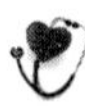

出，较好的运动方式为散步和做四肢关节的轻柔动作。

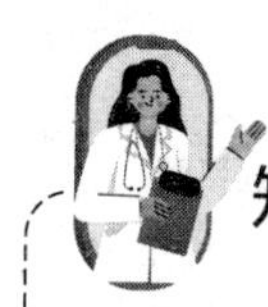

知识链接

糖尿病患者出门旅游都要做哪些特殊准备

糖尿病患者出门旅游需准备：①充足的降糖药物；②血糖仪、采血针、试纸；③充足的胰岛素和针头；④其他常用的药物；⑤病情卡；⑥适合的便携食物，如无糖饼干、糖果和含糖饮料；⑦消毒棉球和创可贴、驱蚊水等。

2. 运动中注意事项

① 运动中注意自己身体的感受，注意心率变化及感觉，以掌握运动强度。

② 运动时如果有低血糖的表现：比如感到饥饿、心慌、出冷汗、头晕、四肢无力或颤抖等，应该停止运动，马上服下随身携带的糖果、饼干等，一般10min左右，症状可缓解，如不缓解请及时就医。

③ 运动中若出现乏力、头晕、心慌、胸闷、憋气、出虚汗以及腿痛不适，应立即停止运动，原地休息。不适症状如不缓解应及时就医。

④ 运动时要注意饮一些温水，以补充汗液的丢失和氧的消耗，不要大量喝凉水，以免增加心脏和胃肠道负担。

⑤ 运动时间相对固定，强度相对固定，切忌运动量忽大或忽小。

⑥ 夏季运动应避免中暑，一旦出现中暑症状，应立即到阴凉通风处坐下，喝些凉盐开水，呼吸新鲜空气。不适症状如不缓解请及时就医。

3. 运动后注意事项

① 整理运动不要忘，运动即将结束时，应做5～10min的恢复

整理运动，并逐渐使心率降至运动前水平，不要突然停止运动。

② 运动后用血糖仪自测一下您的血糖水平，以掌握运动强度和血糖变化的规律，如出现低血糖，可适当降低运动强度。尤其中等量的运动后，血糖下降有可能持续十几小时，剧烈运动后甚至持续24h，一定不能忽视运动之后迟发低血糖的危险。如果运动量较大，当天睡觉前最好测一次血糖，以防出现迟发低血糖。

③ 运动后仔细检查皮肤、足部及关节是否有损伤，发现红肿、青紫、水疱、血疱、感染等，应及时请专业人员协助处理。

④ 在运动后要及时增减衣服，防止感冒。

⑤ 运动后不宜马上洗澡，应在运动后休息10～20min（根据脉搏恢复到接近正常为准）再洗温水澡。

⑥ 注意运动后的感觉，若您出现持续性疲劳、运动当日失眠、运动后持续性关节酸痛等不适，则表示运动量过大。

⑦ 长时间大运动量的运动（比如郊游、爬山等）结束后饭量也需适当加大。

4. 其他注意事项

① 运动可引起食欲增加，应合理安排进食及运动时间，运动量大或激烈运动时，应调整饮食及药物，以免发生低血糖。

② 运动时最好能结伴同行，互相照顾、鼓励和督促，避免单独运动，并告知同伴低血糖的处理措施。

③ 应告知家人运动的地点，并告知和谁在一起，即同伴是谁。

④ 注意饮水，如无法随身带水，可在运动前喝一杯水，运动后再喝一杯。

⑤ 外出运动时，千万别忘记应该随身携带糖尿病救助卡（请记录如下内容）

⑥ 患糖尿病者切记：不要赤脚走“石子健康路”。

附上糖尿病急救卡，请随身携带！

糖尿病患者急救卡		
姓名	家庭电话	
家庭住址		
就诊医院	科室	
就诊医院急救电话	病历号码	
现用药物名称	剂量	使用时间
家属姓名	联系电话	
家属姓名	联系电话	

我有糖尿病

若您发现我有颤抖、面色苍白、出冷汗、神志不清或行为举止异常，我可能发生低血糖反应了。

若我尚未昏迷且能吞咽进食时，请尽快给我1杯糖水、果汁或其他含糖饮料，或者是巧克力、糖果、小饼干之类食品。如果我在10min之内仍未恢复知觉，请尽快送我到就近的医院，并按卡片上的联系人和联系方式通知我的家属。

若我已昏迷而无法吞咽或进食，切勿喂我进食，请立刻送我到医院紧急抢救，并通知我的家属。

谢谢您的热情帮助！

第七节　1型糖尿病的运动有什么特殊注意事项？

大夫，我是1型糖尿病，在运动时是否与2型糖尿病患者不同？有没有需要特殊注意的事情呢？

运动疗法对于1型糖尿病患者血糖控制、保持患者的体力、增

强其体质和缓解精神压力也是有益的。在运动期间患者更应该监测血糖，根据运动强度，在医生指导下调节胰岛素的用量和用法，辅以合适的饮食并适时加餐，以达到治疗目的。为防止低血糖，运动应安排在餐后 1～2h 内进行。

1 型糖尿病患者选择低强度的运动方式（散步、慢跑、有节奏的全身伸展运动、蹬功率自行车、游泳、跳绳、气功、打羽毛球、打乒乓球、下楼梯、平路骑自行车以及轻微家务劳动等）方式，并且在刚开始运动时运动量一定不要过大，以后再逐渐增加。运动原则是持之以恒，量力而行。

1 型糖尿病患者也需要根据自己的实际情况，如患病类型、血糖水平、并发症情况、药物治疗方式等来制定相应的运动计划，要因人而异，区别对待。因为糖尿病患者的身体特殊情况，所以在运动时要随时注意自己的身体状况。

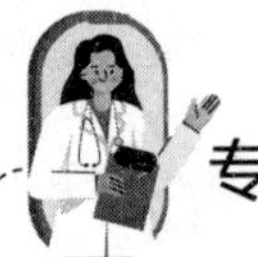

专家提示

1 型糖尿病患者运动注意事项

① 在运动之前要充分评估自身的体质和病情，一定要在医生的指导下制定有效的运动计划；

② 必要时将胰岛素改为腹壁皮下注射，以免运动时吸收过快，导致低血糖发生；

③ 运动后易出现低血糖者可于运动前有计划加用少量食品；

④ 运动时应注意选择合适的服装，运动后注意清洁卫生；

⑤ 对年龄较小的儿童，家长最好能够结伴，既可给予照顾，又能增加亲子乐趣，更利于坚持；

⑥ 若是 1 型糖尿病患者伴有严重高血压者、心功能不全者等则要慎做运动，一定要在运动前咨询专业医生。

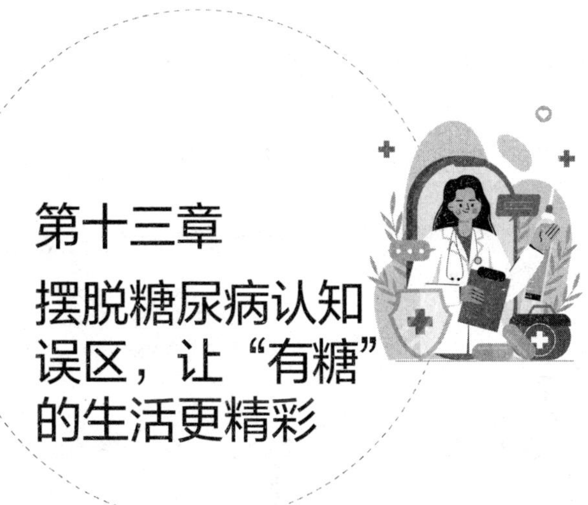

第十三章 摆脱糖尿病认知误区，让“有糖”的生活更精彩

第一节　对糖尿病医学知识的认识误区有哪些？

大夫，糖尿病是“富贵病”，我家庭条件不好，以务农为主，大鱼大肉类的进食较少，我应该不会患糖尿病，还需要常规筛查吗？

医生答

首先，糖尿病是“富贵病”，应该从以下两方面解释：一、经济发达地区患病率高于欠发达地区，肥胖患者发病率高。二、糖尿病患者终身治疗，其治疗开支对家庭、社会都成为很大的经济负担。但是，随着现代化生活和环境的变化、社会人口的老龄化，糖尿病已经不是肥胖者、富贵者的专利。根据最新的流调数据，依WHO诊断标准，我国糖尿病患病率上升至11.2%，而糖耐量异常的患病率为50.1%，可见糖尿病已成为现代社会一种流行病，每个人都应该具有防范意识，学习糖尿病相关知识，及早改掉不健康的生活习惯，积极参与健康体检，尽早发现血糖异常，控制肥胖，防止糖尿病发生。

大夫，既然老龄化严重使糖尿病患病率增加，那对于年轻人和儿童，是否也需要及时筛查呢？

近年来，儿童肥胖问题已成为全社会广泛关注的问题。2006年全国儿童期单纯肥胖症研究协作组调查我国0～6岁儿童男女肥胖的检出率分别为8.9%和5.3%，比1996年增长了3.6倍。伴随着肥胖症的增加，青少年2型糖尿病患者在逐年上升。2017年5月，由北京大学公共卫生学院、中国营养学会等单位联合发布的《中国儿童肥胖报告》指出，我国儿童肥胖率不断攀升，目前主要大城市0～7岁儿童肥胖率约为4.3%，7岁以上学龄儿童肥胖率约为7.3%。如果不采取有效的干预措施，至2030年，0～7岁儿童肥胖数将增至664万人；7岁及以上学龄前超重肥胖儿童数将增至4948万人。该报告还指出，与正常体重儿童相比，超重儿童发生高血压的风险为3.3倍；发生高甘油三酯的风险为2.6倍；发生高密度脂蛋白胆固醇偏低的风险为3.2倍。儿童肥胖相关的健康危险还可持续至成年期。肥胖儿童在成年期发生糖尿病的风险是正常体重儿童的2.7倍，与体重持续正常人群相比，儿童期至成年期持续肥胖的人群发生糖尿病的风险为4.3倍，发生代谢综合征的风险高达9.5倍。也有研究指出：近年来，我国儿童及青少年糖尿病发病率明显上升，尤其是低龄儿童。儿童及青少年（0～18岁）糖尿病的类型以1型（T1DM）为主，约占88.7%，2型（T2DM）约占比8.0%，其他类型糖尿病为3.3%。儿童青少年T1DM发病高峰为10～14岁，T2DM发病高峰为15～19岁。

因此，针对肥胖儿童，家长应该重视，定期做血糖检查。

大夫，糖尿病是遗传病，既然基因中携带糖尿病基因，预防还有用吗？

糖尿病是遗传和环境因素共同作用的结果。遗传因素固然无法调控，但是携带糖尿病易感基因的人并不都发生糖尿病，环境因素在目前日益增加的2型糖尿病患者中起着重要作用。这些环境因素主要有饮食结构不合理、体力活动减少、肥胖、吸烟、精神紧张、应激等。一些研究显示，食物中混杂过多的化学物质（如农药、化学添加剂等）、环境中无形的电磁辐射等也会导致糖尿病发生。通过改善环境因素是可以预防或者延缓2型糖尿病发生的。

环境因素中，很多人有一个误区就是少吃甜食或不吃糖就减少糖尿病患病率，这种说法虽然有一定的道理，但不完全正确。如上所述，糖尿病的发生原因是多方面的。我国65岁以上的人群中糖尿病患病率高达20%。单纯的限制糖或甜食而不改变其他环境因素，很难避免糖尿病的发生。但随着年龄的增长，限制蔗糖类食物的摄入还是可以减轻胰腺的工作负担，对身体是有益的。

大夫，单位每年都组织体检，尿常规显示尿糖阴性，空腹血糖监测也不高，我也没有“三多一少”的症状，我的糖尿病是否为误诊呢？

医生答

第一，尿糖阴性是不是没有糖尿病？

糖尿病临床以慢性高血糖为特征，根据世界卫生组织（WHO）

统一标准，诊断糖尿病的依据是静脉血浆血糖值。判断是否有糖尿病一定根据静脉血浆葡萄糖浓度检测结果来诊断。尿糖的高低受肾小管功能、尿量多少、妊娠等生理状态、胃肠吸收功能以及一些药物的影响，容易造成假阳性或假阴性结果。多数正常人血糖超过9.8mmol/L（肾糖阈）会出现尿糖阳性，而血糖大于或等于7.0mmol/L就可以诊断为糖尿病。因此尿糖阴性时，不能区分是低血糖、正常血糖还是轻度高血糖。用尿糖水平来评估血糖高低是不真实的。

第二，空腹血糖处于正常范围能不能排除糖尿病？

糖尿病的诊断可以依据空腹血糖，也可以依据随机血糖，还可以根据75g OGTT试验服糖后2h血糖结果判定。即使空腹血糖正常、无任何糖尿病症状，化验2天的餐后随机血糖值≥11.1mmol/L或2次75g OGTT试验服糖后2h血糖≥11.1mmol/L也可诊断糖尿病。近半数2型糖尿病患者在发病早期，由于餐后胰岛素分泌异常，仅表现为餐后高血糖，只化验空腹血糖容易漏诊。因此，怀疑糖尿病的患者，化验空腹血糖时，最好同时化验糖化血红蛋白或餐后血糖，如果糖化血红蛋白高于正常，应该化验餐后血糖或行75g口服葡萄糖耐量试验确诊。

第三，糖尿病典型症状是诊断的必要条件吗？

糖尿病典型的临床表现为“三多一少”（多尿、多饮、多食，体力和体重下降）。其他非典型症状常见的有皮肤瘙痒、视力下降、手足麻木、腰酸腿沉、多汗、便秘、阳痿等。糖尿病常常来的悄无声息，有半数以上2型糖尿病患者也可以没有任何症状，不可大意。2007～2008年进行的糖尿病流行病学调查，有60%的患者不知道自己患有糖尿病，经过筛查而新被确诊。糖尿病的诊断只依据血糖的化验结果，即使没有症状，只要血糖够标准就可以诊断糖尿病。因此体检检测血糖是至关重要的。尤其高危人群，应该至少每年检测一次血糖。

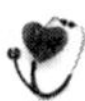

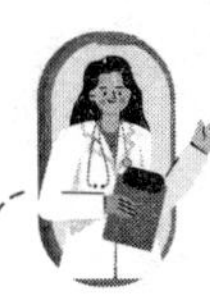

知识链接

2020年新版糖尿病指南中关于糖尿病诊断标准的更新。

诊断标准	静脉血浆葡萄糖(mmol/L)/糖化血红蛋白(%)
(1)典型糖尿病症状(烦渴多饮、多尿、多食、不明原因体重下降)加上随机血糖或加上	≥11.1
(2)空腹血糖或加上	≥7.0
(3)葡萄糖负荷后2h血糖或加上	≥11.1
(4)糖化血红蛋白	≥6.5
糖尿病典型症状者,需改日复查确认	

患者问

大夫，糖尿病后期危害极大，并且为终身疾病，由此可见，其与癌症也不相上下吧?

医生答

并非如此，糖尿病虽是终身性疾病，但不像癌症那样可以立刻缩短人的生存时间。只要控制得好，糖尿病患者完全可以享受正常人一样的生活和寿命。像看待癌症一样表现出紧张、焦虑、烦躁、恐惧、绝望无助、内疚、自责等情绪都是错误的，不利于血糖的治疗。对待糖尿病既不能“满不在乎”，也不要“过分在乎”，要本着“既来之则安之”“在战略上藐视，在战术上重视”的平和心态对待，多了解糖尿病的相关知识，以积极乐观的态度配合医生治疗。

大夫，自从我母亲确诊糖尿病，整日精神抑郁、情绪低落、无精打采，亲戚说这是糖尿病正常反应，我想问问是不是正常的？

糖尿病患病早期，尤其发病5年以内可以没有任何症状。或者仅有高血糖引起的尿多、口渴、喝水多、无力等表现。只有在并发症出现时才有相应的症状。不能过分夸大糖尿病症状，或者过分顾虑糖尿病各种并发症，而造成精神上的焦虑、抑郁。应该保持乐观的心态，积极参加群众性的体育锻炼，与糖友交流饮食、运动、自我管理心得体会，以平和心境与糖尿病友好相伴一生。所以如果出现上述问题，可以于心理门诊就诊，找出情绪不佳的根本原因，对症治疗。

第二节　对糖尿病饮食的认识误区有哪些？

大夫，自从患有糖尿病，我的饮食比之前少很多，每顿饭几乎不吃主食，蔬菜也吃得很少，很多人说肉食多一点可以减轻体重，还有利于血糖控制，是吗？

医生答

其实您的问题就是糖尿病饮食常见的误区。

误区1：进食量越少对糖尿病控制越有利。

人体每日基础代谢、工作等均需要一定的能量，进食的目的是为身体提供生命活动所需的能量。进食过少，能量提供不足，就会

严重影响糖尿病患者的体力和精力。长期进食过少，糖尿病患者的体质就会越来越差，抵抗力下降，易患其他疾病。饮食只要搭配得当，还是可以既不影响血糖又能满足口腹之欲的，但确实不能像以前那样随心所欲地吃，得有选择地吃，如酒、含糖饮料、升糖指数高的食物就不能进食了。

误区 2：主食是升高血糖的罪魁祸首，肉食则可多进食。

三大营养素——脂肪、碳水化合物、蛋白质对人体缺一不可。中国人的饮食习惯中，碳水化合物占的比例达 55%～60%。糖尿病饮食治疗是指控制总热量，使之基本满足日常工作劳动的需要。总热量由三大营养素按合理比例摄入（碳水化合物 55%～65%；蛋白质 10%～20%；脂肪 20%～25%）。多吃肉食会造成三大营养素比例失调、维生素摄入不足，肉食中的动物脂肪摄入过多，会造成高血脂、肥胖等，对身体产生不良影响。并且过分控制主食有可能造成两种不良后果：①身体消瘦，营养不良，免疫力下降，容易发生各种感染，或者出现频繁的低血糖和饥饿状态后的反应性高血糖；②严格控制主食之后放松了对肉蛋、油脂、零食等的控制，以致每日总热量远远超标，同样引起血糖升高。

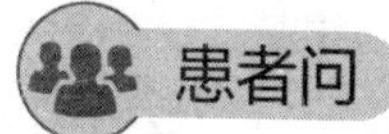

大夫，既然如此，糖尿病饮食还有哪些误区呢？比如坚果类、豆制品类是不是可以适当多一些？市面上的无糖饮料能不能喝？

医生答

误区 1：糖尿病患者花生、瓜子等坚果类可以随便吃。

花生、瓜子等干果富含油脂，属高热量食品，吃这类食物等同于进食植物脂肪。每克脂肪分解代谢后可为人体提供 9kcal 热量，每克蛋白质或碳水化合物提供 4kcal 热量。因此脂肪供应的热量是蛋白质和碳水化合物的 2 倍多（9∶4）。进食脂肪增多会造成总热量超标，同样引起血糖升高。多吃花生、瓜子虽可以补充微量元素，但不符合三大营养素合理均衡补充的生理需求，适量摄入，并减少当天等热量油脂是可行的。

每100g生坚果所含营养量

种类	热量/cal	脂肪/g	碳水化合物/g	蛋白质/g	膳食纤维/g
花生	567	49.2	16.1	25.8	8.5
腰果	553	43.9	30.2	18.2	3.3
核桃	654	65.2	13.7	15.2	6.7
榛子	628	60.8	16.7	16.7	9.7
杏仁	579	49.9	21.6	21.2	12.5
夏威夷果	718	75.8	13.8	7.9	8.6
巴西果	659	67.1	11.7	14.3	7.5
开心果	560	45.3	27.2	20.2	10.6

误区2：糖尿病患者水果、甜食绝对不能吃。

碳水化合物是人体补充能量的主要来源，水果、甜食主要含果糖、蔗糖，属于碳水化合物中的双糖，在肠道比淀粉类食物中的多糖吸收快。必须把每日进食水果中的碳水化合物计算在总热量需求之内，即碳水化合物食品种类之间进行调换。在患者血糖控制达标，并已维持1～2周的情况下，可以适量减少主食，在两餐间食用一定量水果（一般每次2两水果替换半两主食）。适当补充水果还能补充维生素。对血糖影响较小的水果有橙子、番茄、草莓、胡柚等。对血糖影响较大的水果有香蕉、红枣、甘蔗、椰子等，进食这类水果要酌情减少。有条件的话，还可以在吃水果前后进行血糖监测，以便掌握不同水果对血糖的影响，逐渐挑选出最适合自己的水果种类和食用量。

误区3：糖尿病患者应吃容易消化的食物。

所谓容易消化吸收的食物多是指蒸煮时间长、加工过软的食物。由于其中的碳水化合物过分软化，进食后很快全部由小肠吸收进入血液，从而造成糖尿病患者餐后血糖明显升高。餐后的高血糖由于高渗性利尿的原因，来不及被吸收，大量尿糖从肾脏排出，又造成下一顿餐前的低血糖。因此，在没有胃肠疾病的情况下，尽量将米面加工成馒头、饼、米饭等含水分少的食品，而不要做成面

 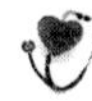

汤、米粥、面（米）糊等，以降低食物的升糖指数，减少餐后高血糖。同时每一餐增加蔬菜、粗粮等富含膳食纤维的食物，也会减慢食物在肠道的吸收速度，改善餐后高血糖。

误区 4：糖尿病患者多吃豆制品好。

豆制品属于植物蛋白类食品，适当补充豆制品能同时补充维生素、各种微量元素，对糖尿病患者有益。但植物蛋白相对于动物蛋白（瘦肉、蛋、奶），经过人体吸收利用的时候产生的代谢废物较多，要经过肾脏排泄，加重肾脏的负担，应适量食用。糖尿病合并肾脏病患者发生肾功能不全时不宜食用豆制品。

误区 5：只是控制甜食，不控制盐的摄入。

少吃盐（每日＜6g）是健康的饮食之道。长期摄入过量的盐，可加重心脏负担，诱发高血压，进一步发生肾脏、视网膜病变和动脉粥样硬化，同时加速和加重糖尿病大血管并发症的进展。

误区 6：糖尿病喝水越多就越渴。

糖尿病患者口渴是由于血糖过高，渗透性利尿造成的，是糖尿病患者高血糖状态下的病理需求。在糖尿病高血糖状态下口渴而不及时补充水，会造成身体脱水，血糖更加升高，血液黏稠度过高，血液循环障碍，严重的会发生心脑血管血栓。糖尿病患者控制喝水会加重病情，甚至引起酮症酸中毒或高渗性昏迷。要注意主动补充水分，尤其在高血糖时，在肾功能正常的情况下未渴先饮，保证每天有充足的饮水量。

误区 7：糖尿病患者可以喝无糖饮料。

其实无糖饮料并非不含糖，也是甜的，只是其中不含有蔗糖而已。为了满足消费者的口感，这些饮料额外添加了人工甜味剂。虽然人工甜味剂没有能量或者能量很低，但是过多摄入也会对机体造成不良影响，比如增加代谢紊乱的风险。研究发现，当无糖饮料的摄入量＞125mL/d 或含糖饮料摄入＞225mL/d 时，全因死亡风险会大幅增加，并且摄入越多风险越高。无糖饮料的甜味依然会给予身体错误的信息，即需要释放胰岛素，经常接受错误信息，会导致胰岛功能分泌紊乱，使糖尿病发生发展。每天增加＞14.175g（约

0.5oz）的人工甜味剂饮料摄入量会使糖尿病风险增加18%（HR=1.18，95% CI 1.02～1.36）。而每天用水或淡茶而非人工甜味剂代替含糖饮料，可使糖尿病风险降低2%～10%。

可见糖尿病患者不能饮用无糖饮料。

那纯天然的鲜榨果汁能不能饮用呢？水果被加工成果汁，在加工中水果损失了膳食纤维和一些植物化学物质，膳食纤维有助于平稳血糖，而植物化学物质发挥着抗氧化等重要的作用。果汁的营养成分不如水果且升糖指数高，也不是最佳选择。

大夫，是不是药物治疗后，饮食可以适当宽松一些？

饮食治疗是糖尿病治疗的前提和基础，必不可少。食物中的碳水化合物是血糖的主要来源。糖尿病患者因胰岛素分泌不足或抵抗，不进行饮食控制，随意进食，就会出现餐后血糖和尿糖升高，单纯依靠药物，无法达到平稳的降糖效果。饮食过多使血脂升高、体重增加，病情雪上加霜。不坚持饮食治疗而单纯加大药量则会增加肝肾负担和增加体重。

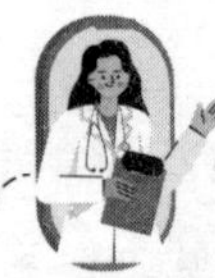

专家建议

进餐小妙招　①进餐顺序：肉—米饭—青菜。②慢咀嚼：每口饭菜咀嚼15s，以达到充分消化吸收、减少血糖波动的目的。

糖尿病健康饮食三部曲　①计算每日摄入总能量；②根据自己作息将每日摄入总能量合理分配到三餐中；③严格执行①和②，将体重指数BMI控制到合理水平（BMI=18.5～23.9）。

第三节　对糖尿病患者运动治疗的认识误区有哪些？

大夫，我一直害怕外出运动或长途旅行，担心血糖波动，又担心突然发生低血糖而不能及时进食或救治？

运动是糖尿病治疗的基本措施。通过运动可以加强心血管系统的功能，增加肺活量和体力，改善胰岛素的敏感性，降低血糖，改善血压和血脂，愉悦心情等。在采取有效预防低血糖措施的前提下，如长时间外出时备一些饼干或糖果、出发前检测血糖、进行必要的加餐等，糖尿病患者完全可以像正常人一样外出旅游和运动。

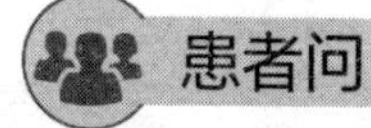

大夫，您这么说我也清楚了，但是我也没有办法去健身房大量运动？

医生答

很多糖友的误区也是大量运动，精疲力尽了才是得到了锻炼。但事实是运动不要过量，以活动后感到身体轻松、不疲劳为宜。运动时间和强度要依据患者年龄、体力、心肺功能、既往运动量多少、血糖控制程度等因素决定。比如，血糖控制严格的老年患者不适宜游泳运动，一旦在水中发生低血糖，很容易导致溺水。可以选择步行、做操等形式。高强度运动后的疲劳可引起神经系统兴奋，反而会升高血糖。

运动禁忌无计划、无规律。糖尿病患者由于降糖激素——胰岛素的作用不足，不能调节饮食增减、活动量变化、情绪波动等因素引起的血糖波动，血糖变化范围往往较大。为避免大幅度的血糖波动，养成规律的生活习惯至关重要。每天的工作、学习、饮食、活动、睡眠等日常起居要有规律。尽量避免各种原因延误吃饭造成低血糖、长时间饥饿引起超量进食后升高血糖、无计划的剧烈运动后低血糖、失眠神经兴奋后的高血糖等。遇到加班、外出等临时活动时，要灵活安排饮食和用药时间，保持血糖平稳。

糖友的另一个运动误区是盲目跟风，效仿运动。

运动形式也应该个体化设置，包括年龄、性别、体力、身体重要器官的功能状况、天气变化、活动条件等。要根据个人的爱好选择方便可行、能够长期坚持的运动形式。比如有腰椎、膝关节疼痛的患者可选择原地做操、借助小区健身器材锻炼的形式，而不宜长时间行走和跑步。运动的时间和强度要循序渐进、定时定量、适可而止，保证安全最重要。

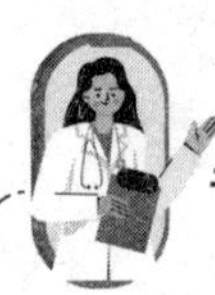

专家提示

运动的时间选择误区：早上空气好，起床就抓紧时间锻炼。

没有服用降糖药物治疗的轻型糖尿病患者可以选择空腹运动。老年人或者空腹血糖控制良好的患者尽量避免空腹运动。空腹状态时血糖较低，运动后发生低血糖的概率高。此外，秋冬季节早晨较寒冷，低温会刺激体内升糖激素——肾上腺素、甲状腺激素等分泌增多，而加重高血糖；冷空气也会增加呼吸道感染机会而加重病情。因此老年人或使用降糖药物治疗的患者，最好在饭后 1h 左右开始活动，既避免了以上因素，又可以帮助降低餐后血糖。

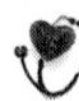

第四节　对血糖监测的认识误区有哪些?

大夫，我经常在家监测空腹血糖，每3个月化验糖化血红蛋白，为什么还是这么早就有糖尿病并发症了呢?

您这样是存在糖尿病血糖监测误区。很多人监测血糖只测空腹血糖，其实空腹血糖只是代表一个时点的基础血糖水平。空腹血糖值与上次进餐的食物种类有关。一次空腹血糖高并不代表糖尿病控制得不好，同理空腹血糖控制佳的患者，也不代表血糖控制佳。影响人体血糖的主要因素是进食，所以餐后血糖值才是糖尿病控制好坏的主要指标。餐后血糖受饮食量和成分的影响波动明显，其危害比空腹高血糖更严重，可以加重心血管病变的发生概率。糖尿病患者可以通过增加餐后血糖的检测频率摸索出适合自己的饮食方案，避免血糖大幅度波动。

血糖是随时变化的，饮食结构的改变就可直接影响血糖的高低。人体血糖的调节受神经内分泌的影响，人的情绪变化、睡眠质量、生活习惯改变都可以影响血糖。生活规律时应该至少1个月化验1次血糖。血糖不稳定时，每周测手指血糖3～5次，及时调整治疗方案。糖化血红蛋白反映2～3个月的平均血糖，其检测用于长期治疗效果的观察和判断，为以后的治疗方案提供依据，如果血糖波动较大，频发低血糖，继而又发生高血糖，其糖化血红蛋白完全可能维持在正常水平，所以其并不能取代糖尿病自我监测。

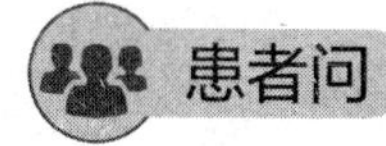

大夫，既然您说餐后血糖重要，那不测空腹血糖可以吗?餐后血

糖也是糖耐量试验的 2h 才准确是吗？

空腹血糖代表基础血糖水平，也是糖尿病控制好坏的重要指标。只有把一天中的空腹血糖这个基线值控制好，才能更好地降低餐后血糖。在测空腹血糖的同时，可以化验血脂及肝肾功能，既能监测糖尿病本身对肝肾功能的影响，也可以监测治疗糖尿病、高血压的药物以及降脂药物对肝肾功能的影响。

糖耐量试验是用于怀疑糖尿病（血糖超过正常但不到糖尿病标准）需进一步明确诊断时使用或者确诊糖尿病患者检验胰岛素释放功能时做的。测餐后血糖是在明确诊断糖尿病之后监测血糖控制情况的。测餐后血糖必须在正常进餐，也就是正常进食各类食物并按时服药的状态下采血化验，以检测糖尿病患者经过治疗每日进食三餐后的血糖控制好坏。

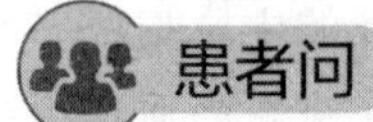

大夫，血糖监测如此重要，还需要监测其他指标吗？监测尿糖能不能替代血糖？

医生答

血糖监测仅仅是糖尿病管理并发症的一部分，全身性脂肪、蛋白质代谢紊乱也是产生并发症的主要原因，所以治疗高血糖的同时还要保证脂肪、蛋白质、水、电解质及酸碱平衡，密切监测血脂、肝功能、肾功能、电解质等的变化，才能避免各种并发症，减少慢性并发症的致残率。

监测尿糖也不能代替血糖，因为受尿量和肾小管功能的影响，检测尿糖的缺点是不能准确反映血糖的高低。老年人及一些肾功能下降者，其血糖高时，可能出现尿糖正常或不高的假阴性结果。有

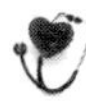

的人尿糖高而血糖不高（肾糖阈值下降），也就是出现假阳性结果。尿糖反映的是过去一段时间内的平均血糖水平，而非即时血糖水平，无法发现低血糖。

第五节　对糖尿病治疗的认识误区有哪些？

大夫，关于糖尿病治疗时机，有人说没有症状说明不需要治疗，等有了并发症再治疗也不迟，是这样吗？

医生答

并非如此，糖尿病的危害在于血糖长期得不到有效控制导致的并发症。急性并发症直接危及患者生命，慢性并发症具有高致残率，控制不佳的儿童可影响生长发育。因此在糖尿病患病早期就要严格控制各种代谢紊乱，预防急慢性并发症的发生。研究表明，早期良好的血糖控制在长期病程中可预防多种慢性并发症的发生，终身受益，这也被称为良好血糖所产生的好的“代谢记忆效应”。并且目前研究表明，对于初发糖尿病患者的强化治疗，其远期获益更大。

并且糖尿病是长期、终身、慢性疾病，早期糖尿病治疗，用药简单，血糖容易控制，花费低。早期良好的血糖控制产生的记忆效应，可以在以后长期病程中降低并发症发生，终身受益。等到发生了并发症再治疗，不仅用药种类增多、治疗费用昂贵，而且患者整日被各种并发症症状困扰，生活质量下降，严重的可导致残疾和死亡。

糖尿病治疗也并非必须是药物治疗，糖尿病治疗的“五驾马车”包括糖尿病教育、饮食治疗、运动治疗、药物治疗和血糖监测。一些发现较早的糖尿病患者，可以通过单纯的饮食和运动治疗将血糖控制在比较理想的指标范围内。部分肥胖患者，了解糖尿病相关知识后，通过医学营养治疗、合理运动，再加上降糖药物的应用，能够成功将体重减至理想水平，停用降糖药物后，仍可继续保持正常血糖。

大夫，我隔壁邻居也是糖尿病，她一直吃某药，血糖控制平稳，还有一位邻居口服进口药，价钱特别高，效果也不错，您说我用哪个呢？

医生答

糖尿病治疗常见误区之一就是随意、擅自模范他人治疗方案。事实上降糖药应在内分泌科医生指导下正确使用。医生需要根据患者的年龄、体重、血糖高低、进食多少、生活习惯、肝肾功能、病程长短、有无其他疾病等多方面因素综合考虑，并要结合降糖药物的降糖强度、肝肾代谢特点、作用时间长短、不良反应等药理学知识，给患者提供个体化的药物方案。

切忌自作主张随意跟从他人用药。不恰当服用降糖药物可发生各种药物不良反应，甚至出现低血糖昏迷导致死亡。

糖尿病的药物并不是价格越高越好。新近上市的降糖药物因为研发成本高、进口税收、加工运输成本等原因，售价较高，但不等同于降糖效果好。一些老的药物如二甲双胍，临床已有 50 多年的用药史，疗效确切，不良反应明确，目前仍然是 2 型糖尿病患者的一线用药。糖尿病患者的降糖治疗应该注重个体化，因人而异，只有适合的才是最好的。

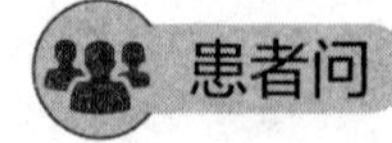

大夫，二甲双胍我使用很多年了，是不是已经不能降低我的血糖了，应不应该吃一段时间就换换药？

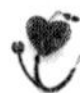

糖尿病治疗切忌血糖降得不好赶紧换药、频繁换药、随意组合应用。理论上如果没有不能耐受的不良反应或服药禁忌，原则上不推荐频繁变换治疗方案。口服降糖药物经过吸收和代谢，需要经过一段时间后才能达到稳定的血药浓度，实现稳定的降糖疗效，这时候再根据血糖增减药量，使血糖达标。频繁换药，人为增加血糖波动。各种降糖药的药物作用机制不同，随意联合应用一方面治疗效果不佳，另一方面不良反应会协同发生。原则上同一类药物不能联合使用。

大夫，关于胰岛素治疗，我还是有一定的抵触，一旦使用胰岛素就停不了了？

关于胰岛素，患者的认知有限，存在很多误区。

误区 1：只有 1 型糖尿病才需要胰岛素治疗，一旦注射胰岛素就变成 1 型糖尿病了。

首先，不存在 2 型糖尿病向 1 型糖尿病转变问题，它们是发病原因完全不同的两种疾病。其次，1 型糖尿病需要终身胰岛素治疗，2 型糖尿病在自身胰岛功能衰竭、内生胰岛素不足时也需要外源性胰岛素治疗。口服降糖药，特别是磺脲类降糖药存在着继发性失效问题(一种磺脲类药物用到最大剂量，空腹血糖仍然>10mmol/L)。这与磺脲类降糖药作用机制有关，它是通过刺激胰岛 B 细胞分泌胰岛素降低血糖的。在继发性失效时，提示自身胰岛功能差，应该尽早换为胰岛素治疗。

误区 2：注射胰岛素会成瘾的。

胰岛素是正常人体内存在的最重要的具有降糖作用的激素，糖尿病正是由于胰岛素分泌不足或作用不足而产生的疾病。胰岛素治疗的目的是补充体内胰岛素的不足，协助自身胰岛细胞降低血糖。因为它是一种蛋白质，经口服给药会被胃肠道消化而失效，目前只能通过注射途径给药，并不是像毒品一样注射后产生心理依赖而无法停止。停止胰岛素注射只会导致糖尿病病情加重，不会有毒品一样的戒断症状。

误区 3：动物胰岛素与人胰岛素没区别。

动物胰岛素是在没有生物工程技术的条件下，从猪或者牛的胰腺组织中提取的胰岛素，用于糖尿病患者的治疗，挽救患者生命。它的蛋白成分和结构不同于人胰岛素，因此生物效价低，过敏反应发生率高，长时间使用容易产生耐药性，减低疗效。随着基因工程的进展，人胰岛素的分子结构和定位被广泛认知，基因重组的人胰岛素已经取代动物胰岛素用于治疗糖尿病。注射用人胰岛素分子结构与人体自身合成的胰岛素结构完全相同，生物利用度高，长期使用不会产生耐药性。

误区 4：尽量靠吃药控制血糖，实在控制不住了再打胰岛素。

胰岛素治疗是控制血糖最有效的治疗方法之一。1 型糖尿病或胰岛素严重缺乏的 2 型糖尿病患者血糖控制状态不佳时或出现糖尿病相关并发症时，均应尽早启动胰岛素治疗，可保护自身残存的胰岛功能，降低患者发生严重心脏病、脑卒中及其他疾病风险。适时的胰岛素治疗能及时控制代谢紊乱，让口服药物更好起效，延长药效持续时间，保证患者健康生存。

因此在胰岛素使用上，不必存在太多顾虑，根据糖尿病指南，当通过生活方式干预、联合口服药物治疗后血糖仍控制不佳的患者就需要启动胰岛素治疗，或者自身胰岛功能欠佳，需要胰岛素补充治疗的患者也应该启动胰岛素治疗，还有部分消瘦且发病时血糖过高（HbA1c>10%）的患者，进行了早期胰岛素强化治疗，2～3 个月后停用了胰岛素，血糖仍能够在一段时间内维持正常。因此胰岛素的启用有自身的时机，并且根据个体化需要调整胰岛素用量。

大夫，是药三分毒，长期服药会损伤肝肾功能，血糖控制好了，就能停药是吗？西药损伤大，中药性温和，中药治疗可以吗？

医生答

其实口服降糖药对肝、肾的影响并不大。有些降糖药物如二甲双胍在肝功能有损害时应避免使用，但它本身不会引起肝脏损伤。临床上真正因降糖药不良反应出现严重肝肾功能损害的病例少之又少，但糖尿病控制差，最终发展成肾病的患者却很多见。相比之下，应用降糖药物控制好血糖更为关键。

我们总是在强调糖尿病是一种慢性渐进性的终身疾病，大部分患者或早或晚都需要终生接受药物治疗。血糖恢复正常是药物维持的结果，一旦停药，血糖很容易回升，而反复的血糖波动会造成疾病进展加速。目前糖尿病患者应坚持降糖药物治疗，维持血糖平稳，随着时间的推移，对治疗方案进行相应调整和改变，以确保血糖水平保持在正常合理范围内。

当然，近年来也有糖尿病患者“痊愈”不用吃药的案例，事实上，并不是“痊愈”而是“逆转”，也就是说糖尿病并没有治愈，只是暂时不需要药物治疗。提出“逆转”糖尿病的研究显示，大多数受试者在 2 年内维持糖尿病缓解状态，但这只有在肝脏甘油三酯和胰腺脂肪含量较低的情况下才有可能发生。具体来说，在该试验中，几乎每 10 例成功减重≥15kg 的受试者就有 9 例糖尿病逆转。2 年后，超过 1/3 的患者不再患有糖尿病，并且至少 24 个月不需要糖尿病药物治疗。然而，一小部分人群出现了复发，这与肝脏甘油三酯和胰腺内脂肪水平升高有关。而且，诊断后越早减轻体重，病情就越有可能得到缓解。

中药可以调节糖尿病患者机体功能状态，改善患者的多尿、多饮、多食、疲乏无力、皮肤瘙痒、视力下降、手足麻木、腰酸腿

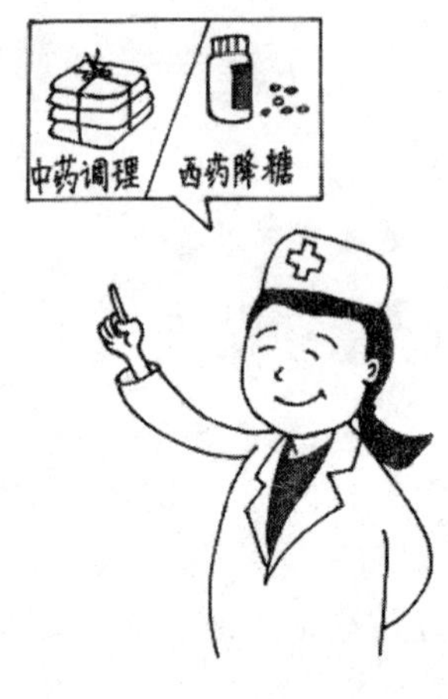

沉、多汗、便秘、阳痿等临床症状，提高生活质量，防止和（或）延缓糖尿病慢性并发症的发生，降低致残率，延长寿命。通过中医药调理，可以改善机体内环境，使口服降糖药发挥更好的作用效果，减少西药用量。但是，目前还没有发现具有降糖作用的中药成分，因此降低血糖还要依靠有明确疗效的西药，只要根据降糖药物的适应证个体化用药，就可以避免西药的不良反应。中药同样经过肝肾代谢，也是有不良反应的。

大夫，那控制血糖是不是应该越快越好、越低越好？

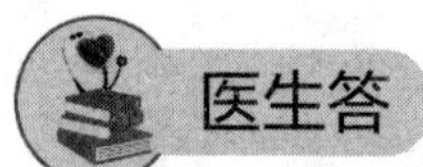

误区 1：血糖降得越快越好。

糖尿病患者长期处于高血糖状态，如果短时间内血糖下降过快，会出现心慌、饥饿、面色苍白、全身大汗等低血糖症状，这时测量血糖值可能并没有低于 3.9mmol/L，我们称其为低血糖反应。是由于人体内环境对血糖突然下降无法马上适应造成的，所以应该平稳降糖。降糖过程中保证患者安全最重要。

误区 2：血糖降得越低越好。

血糖是人体细胞最重要的能量来源。脑细胞主要依靠血液中葡萄糖提供能量，对低血糖反应最敏感。反复低血糖可导致神经细胞损伤，引起认知功能障碍，使患者性情改变，生活自理能力下降。严重的低血糖可导致脑卒中，诱发心绞痛、心力衰竭及心肌梗死等，并使患者原有的视网膜病变加剧。一次严重低血糖甚至可以导致患者死亡。因此血糖应该降到一个较理想的范围，尽量避免低血糖发生。

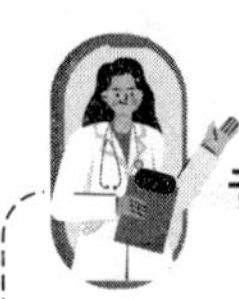

专家提示

血糖控制目标	严格	一般	宽松
空腹或餐前血糖/(mmol/L)	4.4～6.1	6.1～7.8	7.8～10.0
餐后 2h 或随机血糖/(mmol/L)	6.1～7.8	7.8～10.0	7.8～13.9
一般病情	新诊断、非老年、无并发症及伴发疾病，降糖治疗无低血糖风险	心脑血管疾病高危人群，同时伴有稳定心脑血管疾病	低血糖高危人群，因心脑血管疾病入院
特殊人群		糖皮质激素治疗	中重度肝肾功能不全；75 岁以上老年人；预期寿命<5 年(如癌症等)；精神或智力障碍
围术期	精细手术(如整形)	大中小择期手术、器官移植(包括择期和急诊手术)	大中小急诊手术
ICU		外科 ICU	胃肠内或外营养；内科 ICU